中医整脊学题解

主审　韦以宗

主编　林远方　梁倩倩

U0346502

中国中医药出版社
·北　京·

图书在版编目（CIP）数据

中医整脊学题解 / 林远方，梁倩倩主编 . —北京：中国中医药出版社，2020.9

ISBN 978 – 7 – 5132 – 6002 – 2

Ⅰ．①中… Ⅱ．①林… ②梁… Ⅲ．①脊椎病—按摩疗法（中医）—中医学院—题解 Ⅳ．① R244.1-44

中国版本图书馆 CIP 数据核字（2019）第 289332 号

中国中医药出版社出版

北京经济技术开发区科创十三街 31 号院二区 8 号楼
邮政编码 100176
传真 010-64405750
山东润声印务有限公司印刷
各地新华书店经销

开本 880×1230 1/32 印张 4.25 字数 87 千字
2020 年 9 月第 1 版 2020 年 9 月第 1 次印刷
书号 ISBN 978 – 7 – 5132 – 6002 – 2

定价 36.00 元
网址 www.cptcm.com

社 长 热 线 010-64405720
购 书 热 线 010-89535836
维 权 打 假 010-64405753

微信服务号 zgzyycbs
微商城网址 https://kdt.im/LIdUGr
官方微博 http://e.weibo.com/cptcm
天猫旗舰店网址 https://zgzyycbs.tmall.com

如有印装质量问题请与本社出版部联系（010-64405510）

《中医整脊学题解》
编写委员会

内容提要

　　本书为"十三五"创新教材《中医整脊学》的配套教学用书。本书紧扣教材内容，收录《中医整脊学》教学大纲，明确学习过程中所应了解、熟悉、掌握的知识要点，分填空、选择、判断、名词解释、问答等题型，帮助学员复习。书后附有参考答案，可供研读学习后分析使用。

目　录

中篇　测试题

下篇　题解

上篇

《中医整脊学》课程教学大纲

课程编号：×××××××

课程名称：中医整脊学。

开课（二级）学院：中医骨伤、康复及相关专业。

学分：4分。

学时：52学时。

前期课程

1.中医类课程，如中医基础学、中医诊断学、中医内科学、针灸学、推拿学等。

2.西医类课程，如人体解剖学、局部解剖学、诊断学等。

授课对象

1.中医专业（五年制）。

2.中医骨伤科学专业（五年制）。

3.针灸推拿专业（五年制）。

4.康复治疗学专业（四年制）。

5.护理学专业（三年制、四年制）。

考核方式

本课程考核为多元化考核，以形成性考试与终结性考试相结合的形式，评价学生的本课程成绩。

（1）形成性考试

①随堂考试：以主观性试题为主，在课程结束前随时进行考核，用于课程平时考核（适于各专业学生）。

②作业考核：通过学生的理论和技能作业完成情况和完成质量，评定学生的学习态度、学习过程，用于课程平时考核（适于各专业学生）。

（2）终结性考试

①闭卷考试：由客观性试题和主观性试题组成试卷，学生在规定的时间内独立完成。突出基本理论与实践相结合的目标，提高案例分析题在书面考试中的比重，同时允许学生在书面考试中进行开放性思考，引入开放题型，鼓励学生的思维创新。该考试方法用于期末考试（适于各专业学生）。

②手法技能模拟考试：由米袋上手法操作技能考试和人体上手法操作技能考试组成（适于各专业学生）。

③手法测定仪考试：利用微格教育技术结合手法测位仪进行手法技能考试，提高考核的标准化、客观化（仅适于五年制学生）。

④运用 SP（标准化病人）、OSCE、CSS 考核：用于体格检查和推拿手法操作能力考试，体现考核办法的多元化（仅适于五年制学生）。

五年制学生的本课程总成绩为百分制，由平时成绩、技能成绩和期末笔试成绩三部分组成。其中平时成绩由固定性作业、选择性作业和专业小论文组成，占20%；技能成绩由手法技能模拟考试、手法测定仪考试和运用SP（标准化病人）、OSCE、CSS考核组成，占40%；期末笔试成绩为闭卷考试，占40%。在技能考核时，通过固定的摄像机将每一位考生的技能操作过程全部记录下来备案，既可作为评分依据，以示公开公正，也可作为教学资料收集。

三年制或四年制学生本课程总成绩为百分制，由平时成绩、技能成绩和期末笔试成绩三部分组成。其中平时成绩由固定性作业、选择性作业组成，占20%；技能成绩是手法技能模拟考试，占40%；期末笔试成绩为闭卷考试，占40%。在技能考核时，通过固定的摄像机将每一位考生的技能操作过程全部记录下来备案，既可作为评分依据，以示公开公正，也可作为教学资料收集。

课程基本要求（或课程简介）

中医整脊学是根据中医学的基本理论和脊柱运动力学理论，以理筋、调曲、练功学为主要技术，防治脊柱伤病及脊源性疾病的临床学科。其学科特征是在脊柱运动力学指导下，以三大治疗原则、四大疗法和八项措施治疗脊柱常见病和疑难病。通过本课程的学习，使学生在中医学和西医学理论和临床知识的基础上，能够结合中医整脊科的特点，灵活运用，以治疗临床脊柱常见疾病和疑难病，拓展中医诊疗疾病的范围。

本课程主要包括中医学和西医学基础知识，中医整脊学

的渊源，中医脊柱运动力学理论、特点，脊柱的解剖知识，中
医整脊学的诊疗规范，正脊骨、调曲技术作用机制、适应证、
禁忌证和操作规范，以及常见病和疑难病的诊疗。

　　本课程的教学目的是使学习者熟悉中医整脊学的理论知识
和诊断知识；了解正脊骨、调曲的操作特点，并能掌握其中常
用正脊骨手法和调曲技术的操作技能，对常见病症和疑难病症
进行治疗；为进一步掌握中医整脊学的理论和实践打下基础。

　　中医整脊学的教学，主要体现知识传授和技能训练相结
合，要求重点突出，避免与其他学科的雷同和不必要的重复。
课堂教学和临床带教以掌握整脊学科的独特理论、技术及临床
应用规律为重点。通过学习本教材，在临床工作时，能正确应
用中医整脊学理论、诊断方法和治疗特色，诊疗脊柱各种常
见病和疑难病。中医整脊学的临床见习和实习，要注意选好
病例。

大纲内容

一、前言

【课程目的】

　　通过本课程的学习，使学生在中医学和西医学理论和临
床知识的基础上，能够结合中医整脊学的特点，运用理筋、正
骨、调曲、练功治疗临床常见疾病。

【教学要求】

　　本课程主要包括中医整脊学的渊源，脊柱的解剖知识，
中医整脊学的理论、特点，中医整脊学的诊疗规范，正脊骨、

调曲技术的作用机制和治疗原则，常见脊柱病和疑难病的诊断、鉴别诊断和治疗方法。本课程的教与学需要理论和技能并重，教者需要体现知识传授和技能训练相结合，要求重点突出，避免与其他学科的雷同和不必要的重复。学者需要熟悉中医整脊学的理论知识，掌握整脊学科的适应范围，了解正脊骨、调曲的操作特点，并能掌握其中基础性手法的操作技能，对部分常见病症和疑难病症进行治疗。

二、教学要求、内容和方法

本课程教学要求、内容和方法具体按照"基本知识、正骨调曲技能、临床诊疗和脊柱的解剖知识"四个核心内容，体现理筋、调曲、练功的治疗原则和正脊骨法、针灸推拿法、内外用药法、功能锻炼法的治疗方法，以及医患合作、筋骨并重、动静结合、内外兼治、上病下治、下病上治、腰病治腹、腹病治脊八项措施的中医整脊治疗学对于脊柱常见病和疑难病的诊疗方法。以课堂授课、技能实训和临床见习，包括临床见习时设置为理论教学模块、导向性实践模块、实践计划模块、工作情境模块的教学形式，突出课堂理论与实践技能并重的方式进行教学安排。

基本知识

主要教学对象：中医专业（五年制）、中医骨伤科学专业（五年制）、针灸推拿专业（五年制）、康复治疗学专业（四年制）、护理学专业（三年制、四年制）。

授课主要内容：中医整脊学的渊源，中医整脊学的理论、特点，中医整脊学的诊疗规范，整脊治疗学的三大原则、四大疗法和八项措施，脊柱的解剖知识，中医学和西医学基础知识，基本正脊骨手法和调曲技术，有代表性的各种临床整脊适应证的治疗。

内容知识应用模块：理论教学模块，导向性实践模块。

授课方式、地点：在多媒体教室内进行课堂教学。

课堂授课学时：60 学时。

教材内容及要求：见如下所述。

基 础 学

第一章　中医整脊学发展史

（目的与要求）

1. 了解中国古代整脊技术的形成和发展过程。

2. 熟悉中医整脊学现代发展史，以及中医对脊源性疾病的认识，熟知中医脊源性疾病示意图。

3. 预计 3 学时。

（教学内容）

第一节　古代整脊技术的形成和发展简介

1. 如何理解中医整脊学是中国 2000 多年的医学文化传统和国粹。

2. 怎样理解中医整脊技术的产生、发展和传播。

第二节　脊源性疾病的简史

1. 查询资料，加深对中医学脊源性疾病的认识。

2. 熟知中医学脊源性疾病示意图及运用。

第三节 中医整脊学现代发展史

1. 了解目前国际、国内中医整脊技术的应用状况。

2. 熟知国内中医整脊学的创立和形成过程。

第四节 脊柱矫形外科与美国脊骨神经医学简史

1. 熟悉脊柱矫形外科的发展过程。

2. 理解中医整脊学与现代脊柱矫形外科学和美国脊骨神经医学的区别。

第二章 脊柱局部解剖概述

（目的与要求）

1. 掌握脊柱各节段局部解剖的骨性结构特点。

2. 熟悉脊柱各椎骨间的连接结构特点，以及相邻肌肉结构特点和相邻脊髓结构特点。

3. 预计4学时。

（教学内容）

第一节 寰枢关节

1. 掌握寰枢关节局部解剖的骨性结构特点。

2. 熟悉寰枢关节间的连接结构特点和周围的解剖关系、肌肉组织的特点，以及相邻脊髓结构的特点。

第二节 颈椎

1. 掌握除寰枢椎关节以外的所有颈椎局部解剖的骨性结构特点。

2. 熟悉所有颈椎的连接结构特点，以及相邻肌肉的结构特点和相邻脊髓的结构特点。

第三节　胸椎上段

1.掌握胸椎上段所有胸椎的局部解剖骨性结构特点。

2.熟悉胸椎上段各椎骨间的连接结构特点，以及周围的解剖结构关系和相邻肌肉、脊髓结构特点。

第四节　腰椎

1.掌握腰椎各椎骨的局部解剖骨性结构特点和骶骨耳状关节面周围的局部解剖结构特点。

2.熟悉腰椎、骶骨周围的连接结构和肌肉组织结构，以及相邻脊髓结构的特点。

第三章　脊柱功能解剖学

〔目的与要求〕

1.理解传统中医对筋、骨、肉的论述。

2.了解脊柱的发生和发育过程。

3.熟悉脊柱相应节段结构的活动和退变。

4.强化脊柱整体观的概念。

5.预计4学时。

〔教学内容〕

第一节　概述

1.理解脊柱功能解剖的范畴。

2.了解古代对脊柱功能解剖认识的过程。

第二节　传统中医学对筋、骨、肉的论述。

1.理解中医学的筋为刚、骨为干、肉为墙。

2.了解传统中医对筋、骨、肉的古文医学论述。

第三节 脊柱的发生与发育

1.了解脊柱的胚胎发育过程。

2.熟悉脊椎骨的生物力学特性。

第四节 椎骨、关节软骨的退变

1.了解脊柱关节软骨的构造和生物力学特性。

2.熟悉脊柱关节软骨的发育、修复和退变过程。

第五节 椎间盘及其功能

1.了解椎间盘的发育和形成，以及椎间盘的构造和形态。

2.熟悉椎间盘的功能。

第六节 椎间盘的突出和退变

1.熟悉椎间盘突出的机制和病理改变。

2.掌握椎间盘退变的形成过程，以及退变后转归。

第七节 脊柱进化、发育和功能与形态结构的关系

1.了解遗传基因与脊柱形态结构间的关系。

2.熟悉脊柱的功能与形态结构间的关系。

第八节 脊柱整体观的系统论

1.熟悉脊柱静态结构系统的含义。

2.熟悉脊柱动态动力系统的含义，掌握常见动力肌肉的位置、功能和神经支配的关系。

3.掌握脊神经的调控作用和各节段脊神经的支配范围。

第四章　中医脊柱运动生物力学

（目的与要求）

1. 全面掌握椎曲论，脊柱的四维弯曲体结构与圆运动规律，圆筒枢纽学说，脊柱轮廓应力平行四维平衡理论的学术内涵。

2. 了解脊柱运动生物力学，各种力的概念。

3. 预计 3 学时。

（教学内容）

第一节　概述

1. 理解中医脊柱运动生物力学的概念。

2. 熟悉脊柱运动生物力学中各种力学名词的定义。

第二节　椎曲论

1. 掌握椎曲论的理论精髓。

2. 熟悉椎曲论在中医整脊学科的临床应用。

第三节　脊柱的四维弯曲体结构与圆运动规律

1. 掌握脊柱的四维弯曲体结构与圆运动规律的理论精髓。

2. 熟悉脊柱的四维弯曲体结构与圆运动规律的理论在中医整脊学科的临床运用。

第四节　圆筒枢纽学说

1. 掌握圆筒枢纽学说的理论精髓。

2. 熟悉圆筒枢纽学说的理论在中医整脊学科的临床应用。

第五节　脊柱轮廓应力平行四维平衡理论

1. 掌握脊柱轮廓应力平行四维平衡理论的精髓。

2.熟悉脊柱轮廓应力平行四维平衡理论在中医整脊学科的临床应用。

诊断学总论

第一章 筋骨损伤的病因病机与辨证

（目的与要求）

1.熟悉筋骨损伤的病因病机。

2.熟知筋骨损伤的分型与辨证论治。

3.预计2学时。

（教学内容）

第一节 筋骨损伤的病因病机

1.熟知筋骨损伤的病因。

2.熟悉筋骨损伤的病机及转归。

第二节 筋骨损伤的辨证

1.掌握筋骨损伤的辨证分型。

2.组织筋骨损伤的各种分型辨证施治。

第二章 症状、体征诊断学

（目的与要求）

1.掌握中医整脊所指的、常见各部位疼痛的特点和病因，以及与其他疾病相同症状的鉴别诊断要点。

2.掌握常用的体征诊断方式；掌握神经系统检查方法和定位诊断方法。

3.熟悉辨证诊断。

4.预计 4 学时。

（教学内容）

第一节　症状诊断

1.掌握 10 个人体各部位常见疼痛的特点及病因。

2.熟知 10 个人体各部位常见疼痛与其他疾病相同症状的鉴别诊断要点。

第二节　辨证诊断

1.熟悉辨证诊断中疼痛的辨证内容和特点。

2.熟悉辨证诊断中麻木的辨证内容和特点。

第三节　体征诊断

1.掌握体征诊断中常用的各部位体征检查方式。

2.熟悉体征诊断中常用的各部位体征检查的阳性体征。

第四节　神经系统检查法

1.熟悉感觉的种类及其检查法和神经反射检查法。

2.掌握感觉障碍的分类和感觉病变的定位诊断，以及运动功能检查法和肌力的测定。

第五节　神经系统定位诊断

1.熟悉脊髓病变的特征。

2.掌握各节段脊神经的定位诊断。

第三章　影像学与物理诊断简介

〔目的与要求〕

1. 掌握脊柱各椎骨常规 X 线片的骨性特点，掌握常用的脊柱 X 线片的测量方法，掌握中医整脊颈腰椎曲测量及分级。

2. 了解常见脊柱伤病的 X 线表现。

3.CT、MRI、肌电图辅助诊断的技术要点。

4. 预计 4 学时。

〔教学内容〕

第一节　X 线诊断

1. 掌握脊柱各椎骨常规的 X 线诊断要点；掌握中医整脊颈腰椎曲测量及分级。

2. 了解常见脊柱伤病的 X 线表现。

第二节　CT 诊断

1. 了解 CT 的原理及中医整脊学 CT 检查的适应证。

2. 熟悉脊柱各部位常见病的 CT 表现。

第三节　MRI 检查法

1. 了解 MRI（磁共振）检查的原理。

2. 熟悉脊柱病变的 MRI（磁共振）表现。

第四节　肌电图检查法

1. 了解肌电图检查的原理。

2. 熟悉肌电图检查法在脊柱病变诊疗中的运用。

第四章　整脊治疗学

〔目的与要求〕

1.掌握整脊治疗原则，掌握整脊学要求的常规正骨手法和常规功能锻炼方法，以及牵引调曲法。

2.熟知中医整脊常用的外治法、针灸方法和辨证方药疗法。

3.预计10学时。

〔教学内容〕

第一节　整脊治疗原则方法概论

1.掌握中医整脊的理筋、调曲、练功治疗原则。

2.熟悉中医整脊的治疗方法，包括针灸推拿法、正脊调曲法、内外用药法、功能锻炼法。

3.了解中医整脊的治疗策略。

第二节　外治法

了解中医整脊常用的各种外治法的特点和应用。

第三节　针灸法

1.了解中医整脊常用的各种针灸方法。

2.熟悉"骨空针"的应用和原理。

第四节　正脊骨法

1.掌握中医整脊学要求的常规正骨手法。

2.了解中医整脊学常规正骨手法的特点和原理。

第五节　牵引调曲法

1.掌握中医整脊学各种牵引调曲法的定义、适应证、禁忌证、注意事项。

2. 了解中医整脊学各种牵引调曲法的操作方法和原理。

第六节 辨证方药疗法

熟悉中医整脊学在脊柱各部位常用的中医辨证方药疗法。

第七节 功能锻炼疗法

1. 掌握中医整脊学练功十八法的练功方法、注意事项。

2. 了解中医整脊学练功十八法的损伤病理。

3. 理解中医整脊学练功十八法的原理和防治机制。

疾病学

第一章 颈椎病

（目的与要求）

1. 熟悉各种常见颈椎病的概念，进行中医整脊施治的注意事项和治疗后的疗效评价。

2. 了解颈椎的功能解剖和各种常见颈椎病的病因病理，以及常用的中医辨证治疗和预防方法。

3. 掌握各种常见颈椎病的诊断特点和中医整脊的治疗原则，以及治疗方法和特点。

4. 预计 4 学时。

（教学内容）

第一节　急性斜颈

1. 掌握急性斜颈的诊断要点、鉴别诊断、治疗原则、治疗方法及注意事项。

2. 熟悉急性斜颈的概念、功能解剖、病因病理和预防。

3. 了解急性斜颈的中医药辨证施治。

第二节　寰枢椎关节错位

1. 掌握寰枢椎关节错位的诊断要点、诊断分型、鉴别诊断、治疗原则、治疗方法，以及施治的注意事项、治疗后的疗效评价标准。

2. 熟悉寰枢椎关节错位的功能解剖、病因病理、治疗后的疗效评价标准和预防。

3. 了解寰枢椎关节错位的中医药辨证施治。

第三节　钩椎关节紊乱症

1. 掌握钩椎关节紊乱症的概念和功能解剖。

2. 熟悉钩椎关节紊乱症的病因病理、诊断要点、鉴别诊断、治疗原则、治疗方法。

3. 了解钩椎关节紊乱症的中医药辨证施治、施治中的注意事项、疗效评价标准和预防。

第四节　急性颈椎间盘突出症

1. 掌握急性颈椎间盘突出症的诊断要点、鉴别诊断、治疗原则、治疗方法和施治中的注意事项。

2. 熟悉急性颈椎间盘突出症的概念、功能解剖、病因病理、施治后的疗效评价标准。

3. 了解急性颈椎间盘突出症的中医药辨证施治和预防。

第五节　颈椎椎曲紊乱综合征

1. 掌握颈椎椎曲紊乱综合征的诊断要点、诊断分型、鉴别诊断、治疗原则和治疗方法。

2. 熟悉颈椎椎曲紊乱综合征的概念、功能解剖、病因病理和注意事项。

3. 了解颈椎椎曲紊乱综合征的中医药辨证施治、治疗后的疗效评定标准及预防。

第六节　颈椎管狭窄症

1. 掌握颈椎管狭窄症的诊断要点、诊断分型、鉴别诊断、治疗原则、治疗方法，以及施治中的注意事项。

2. 熟悉颈椎管狭窄症的功能解剖、病因病理和施治后的疗效评定标准。

3. 了解颈椎管狭窄症的中医药辨证施治和预防。

第七节　颈胸枢纽交锁症

1. 熟悉颈胸枢纽交锁症的功能解剖、病因病理、诊断要点、鉴别诊断、治疗原则和治疗方法。

2. 了解颈胸枢纽交锁症的概念、注意事项、治疗后的疗效评定标准及预防。

第八节　颈肩综合征

1. 掌握颈肩综合征的诊断要点、诊断分型、鉴别诊断、治疗原则、治疗方法。

2. 熟悉颈肩综合征的概念、功能解剖、病因病理、施治中的注意事项、治疗后的疗效评定标准及预防。

3. 了解颈肩综合征的中医药辨证施治。

第九节　颈肘综合征

1. 掌握颈肘综合征的诊断要点、诊断分型、鉴别诊断、治疗原则和治疗方法。

2. 熟悉颈肘综合征的功能解剖、病因病理。

3. 了解颈肘综合征的概念、中医药辨证施治、施治中的注意事项、治疗后的疗效评定标准及预防。

第十节　脊髓空洞症

1. 掌握脊髓空洞症的诊断要点、鉴别诊断、治疗原则、治疗方法，以及治疗中的注意事项。

2. 熟悉脊髓空洞症的概念、功能解剖、病因病理。

3. 了解脊髓空洞症的中医药辨证施治和预防。

第二章　胸背劳损病

（目的与要求）

1. 熟悉胸背劳损病的概念、病因病理、功能解剖。

2. 掌握胸背劳损病的诊断要点、鉴别诊断、治疗原则和治疗方法。

3. 了解胸背劳损病的中医药辨证施治、治疗注意事项、治疗后的疗效评定标准及预防。

4. 预计 2 学时。

（教学内容）

第一节　劳损性胸椎侧凸症

1. 掌握劳损性胸椎侧凸症的诊断要点、鉴别诊断、治疗原则和治疗方法。

2.熟悉劳损性胸椎侧凸症的概念、功能解剖、病因病理和注意事项。

3.了解劳损性胸椎侧凸症的中医药辨证施治、疗效评定标准和预防。

第二节 胸背肌筋膜炎

1.掌握胸背肌筋膜炎的诊断要点、鉴别诊断、治疗原则、治疗方法和注意事项。

2.了解胸背肌筋膜炎的概念、功能解剖、病因病理。

3.了解胸背肌筋膜炎的中医药辨证施治、疗效评定标准和预防。

第三节 胸椎间盘突出症

1.掌握胸椎间盘突出症的诊断要点、诊断分型、鉴别诊断、治疗原则和治疗方法。

2.熟悉胸间盘突出症的概念、功能解剖、病因病理和注意事项。

3.了解胸椎间盘突出症的中医药辨证施治、疗效评定标准和预防。

第四节 胸椎管狭窄症

1.掌握胸椎管狭窄症的诊断要点、鉴别诊断、治疗原则、治疗方法及注意事项。

2.了解胸椎管狭窄症的概念、功能解剖、病因病理。

3.了解胸椎管狭窄症的中医药辨证施治、疗效评定标准和预防。

第三章　腰椎劳损病

（目的与要求）

1.掌握腰椎劳损病的诊断要点、诊断分型、鉴别诊断、治疗原则和治疗方法。

2.熟悉腰椎劳损病的概念、功能解剖与病因病理。

3.理解腰椎劳损病的治疗注意事项和疗效评定标准。

4.了解腰椎劳损病的中医药辨证施治和预防。

5.预计2学时。

（教学内容）

第一节　腰椎后关节错缝症（急性腰扭伤）

1.掌握腰椎后关节错缝症的诊断要点、诊断分型、鉴别诊断、治疗原则和治疗方法。

2.熟悉腰椎后关节错缝症的概念、功能解剖、病因病理。

3.了解腰椎后关节错缝症的中医药辨证施治、治疗注意事项、疗效评定标准和预防。

第二节　腰椎间盘突出症

1.掌握腰椎间盘突出症的诊断要点、鉴别诊断。

2.熟悉腰椎间盘突出症的概念、功能解剖和病因病理。

3.理解腰椎间盘突出症的治疗注意事项和疗效评定标准。

4.了解腰椎间盘突出症的中医药辨证施治和预防。

第三节　腰椎弓裂椎体滑脱症

1.掌握腰椎弓裂椎体滑脱症的诊断要点、鉴别诊断、治疗原则和治疗方法，以及治疗注意事项。

2. 熟悉腰椎弓裂椎体滑脱的概念、功能解剖、病因病理。

3. 理解腰椎弓裂椎体滑脱的疗效评价标准。

4. 了解腰椎弓裂椎体滑脱的中医药辨证施治和预防。

第四节　腰椎管狭窄症

1. 掌握腰椎管狭窄症的诊断要点、诊断分型、鉴别诊断、治疗原则和治疗方法，以及治疗注意事项。

2. 熟悉腰椎管狭窄症的概念、功能解剖、病因病理。

3. 理解腰椎管狭窄症的疗效评定标准和预防。

4. 了解腰椎管狭窄症的中医药辨证施治。

第五节　腰骶后关节病

1. 掌握腰骶后关节病的诊断要点、诊断分型、鉴别诊断、治疗原则和治疗方法，以及治疗注意事项。

2. 熟悉腰骶后关节病的概念、功能解剖、病因病理和疗效评定标准。

3. 了解腰骶后关节病的中药辨证施治和预防。

第六节　颈腰椎间盘病

1. 掌握颈腰椎间盘病的诊断要点和鉴别诊断。

2. 熟悉颈腰椎间盘病的治疗原则、治疗方法，以及治疗注意事项和疗效评价标准。

3. 理解颈腰椎间盘病的概念、功能解剖、病因病理。

4. 了解颈腰椎间盘病的中医药辨证施治和预防。

第七节　腰大肌损伤综合征

1. 掌握腰大肌损伤综合征的诊断要点、诊断分型、鉴别诊断。

2.熟悉腰大肌损伤综合征的概念、功能解剖、病因病理。

3.理解腰大肌损伤综合征的中医药辨证施治、治疗注意事项、疗效评定标准和预防。

第四章　骨盆劳损病

（目的与要求）

1.掌握各种骨盆劳损病的诊断要点，以及相应的鉴别诊断和治疗方法。

2.熟悉各种骨盆劳损病的功能解剖、病因病理。

3.了解各种骨盆劳损病的治疗注意事项和预防。

4.预计2学时。

（教学内容）

第一节　臀部皮神经卡压症

1.掌握臀部皮神经卡压症的诊断要点、鉴别诊断和治疗方法。

2.熟悉臀部皮神经卡压症的功能解剖、病因病理。

3.了解臀部皮神经卡压症的概念、治疗注意事项和预防。

第二节　骶髂关节错缝症

1.掌握骶髂关节错缝症的诊断要点、鉴别诊断和治疗方法。

2.熟悉骶髂关节错缝症的概念、功能解剖和病因病理。

3.了解骶髂关节错缝症的治疗注意事项和预防。

第三节　梨状肌损伤综合征

1.掌握梨状肌损伤综合征的中医整体治疗方法。

2.熟悉梨状肌损伤综合征的概念、诊断要点、功能解剖和病因病理。

3.了解梨状肌损伤综合征的治疗注意事项和预防。

第四节 耻骨联合分离症

1.熟悉耻骨联合分离症的诊断要点和治疗方法。

2.了解耻骨联合分离症的功能解剖、病因病理,以及治疗注意事项和预防。

第五节 坐骨结节滑囊炎

1.熟悉坐骨结节滑囊炎的诊断要点和治疗方法。

2.了解坐骨结节滑囊炎的概念、功能解剖、病因病理,以及治疗注意事项和预防。

第五章 脊源性疾病

(目的与要求)

1.熟悉脊源性疾病的概念、病因病理及功能解剖。

2.掌握常见脊源性疾病的诊断要点、鉴别诊断和治疗方法。

3.了解脊源性疾病的中医药辨证施治、治疗注意事项、疗效评定标准和预防。

4.预计4学时。

(教学内容)

第一节 颈性眩晕症

1.熟悉颈性眩晕症的概念、功能解剖和病因病理。

2.掌握颈性眩晕症的诊断要点、鉴别诊断和中医整脊治疗方法。

3. 了解颈性眩晕症的中医药辨证施治、治疗注意事项、疗效评定标准和预防。

第二节 颈性失眠症

1. 熟悉颈性失眠症的概念、功能解剖和病因病理。

2. 掌握颈性失眠症的诊断要点、鉴别诊断和中医整脊治疗方法。

3. 了解颈性失眠症的中医药辨证施治、治疗注意事项、疗效评定标准和预防。

第三节 颈性咽喉炎

1. 熟悉颈性咽喉炎的特点、概念、功能解剖和病因病理。

2. 掌握颈性咽喉炎的诊断要点、鉴别诊断、治疗方法。

3. 了解颈性咽喉炎的中医药辨证施治、治疗注意事项、疗效评定标准和预防。

第四节 颈性面瘫症

1. 熟悉颈性面瘫症的概念、功能解剖和病因病理。

2. 掌握颈性面瘫症的诊断要点、鉴别诊断和治疗方法。

3. 了解颈性面瘫症的中医药辨证施治、治疗注意事项、疗效评定标准和预防。

第五节 颈源性血压异常症

1. 熟悉颈源性血压异常症的概念、功能解剖和病因病理。

2. 掌握颈源性血压异常症的诊断要点、鉴别诊断和中医整脊的治疗要点。

3. 了解颈源性血压异常症的中医药辨证施治、治疗注意事项、疗效评定标准和预防。

第六节　脊源性类冠心病

1. 熟悉并理解脊源性类冠心病的概念、功能解剖和病因病理。

2. 掌握脊源性类冠心病的诊断要点、鉴别诊断和中医整脊治疗的要点。

3. 了解脊源性类冠心病的中医药辨证施治、治疗注意事项、疗效评定标准和预防。

第七节　脊源性心律失常症

1. 理解脊源性心律失常症的概念、功能解剖和病因病理。

2. 掌握脊源性心律失常的诊断要点、鉴别诊断和治疗方法。

3. 了解脊源性心律失常的中医药辨证施治、治疗注意事项、疗效评定标准和预防。

第八节　脊源性消化不良症

1. 理解脊源性消化不良症的概念、功能解剖和病因病理。

2. 熟悉脊源性消化不良症的诊断要点、鉴别诊断和治疗方法。

3. 了解脊源性消化不良症的中医药辨证施治、治疗注意事项、疗效评定标准和预防。

第九节　脊源性胃脘痛

1. 理解脊源性胃脘痛的概念、功能解剖和病因病理。

2. 熟悉脊源性胃脘痛的诊断要点、鉴别诊断和治疗方法。

3. 了解脊源性胃脘痛的中医药辨证施治、治疗注意事项、疗效评定标准和预防。

第十节 脊源性大便异常症

1. 理解脊源性大便异常症的概念、功能解剖和病因病理。

2. 熟悉脊源性大便异常症的诊断要点、鉴别诊断和治疗方法。

3. 了解脊源性大便异常症的中医药辨证施治、治疗注意事项、疗效评定标准和预防。

第十一节 脊源性慢性胆囊炎

1. 理解脊源性慢性胆囊炎的概念、功能解剖和病因病理。

2. 熟悉脊源性慢性胆囊炎的诊断要点、鉴别诊断和治疗方法。

3. 了解脊源性慢性胆囊炎的中医药辨证施治、治疗注意事项、疗效评定标准和预防。

第十二节 脊源性性功能障碍

1. 理解脊源性性功能障碍的概念、功能解剖和病因病理。

2. 掌握脊源性性功能障碍的诊断要点、鉴别诊断和中医整脊治疗要点。

3. 了解脊源性性功能障碍的中医药辨证施治、治疗注意事项、疗效评定标准和预防。

第十三节 脊源性月经不调症

1. 理解脊源性月经不调症的概念、功能解剖和病因病理。

2. 掌握脊源性月经不调症的诊断要点、鉴别诊断和中医整脊治疗方法。

3. 了解脊源性月经不调症的中医药辨证施治、治疗注意事项、疗效评定标准和预防。

第十四节 脊源性股骨头坏死症

1.理解脊源性股骨头坏死症的概念、功能解剖和病因病理。

2.熟悉脊源性股骨头坏死症的诊断要点、鉴别诊断和治疗方法。

3.了解脊源性股骨头坏死症的中医药辨证施治、治疗注意事项、疗效评定标准和预防。

第十五节 脊源性髋关节骨性关节炎

1.理解脊源性髋关节骨性关节炎的概念、功能解剖和病因病理。

2.熟悉脊源性髋关节骨性关节炎的诊断要点、鉴别诊断和治疗方法。

3.了解脊源性髋关节骨性关节炎的中医药辨证施治、治疗注意事项、疗效评定标准和预防。

第十六节 脊源性膝关节骨性关节炎

1.理解脊源性膝关节骨性关节炎的概念、功能解剖和病因病理。

2.熟悉脊源性膝关节骨性关节炎的诊断要点、鉴别诊断和治疗方法。

3.了解脊源性膝关节骨性关节炎的中医药辨证施治、治疗注意事项、疗效评定标准和预防。

第六章　脊柱痹痿骨病

（目的与要求）

1. 熟悉脊柱痹痿骨病的概念、功能解剖和病因病理。

2. 掌握脊柱痹痿骨病的诊断要点、中医整脊治疗方法。

3. 了解脊柱痹痿骨病的治疗注意事项、疗效评定标准和预防。

4. 预计 2 学时。

（教学内容）

第一节　骶髂类风湿关节炎

1. 熟悉骶髂类风湿关节炎的概念、鉴别诊断和治疗注意事项。

2. 掌握骶髂类风湿关节炎的诊断要点和中医整脊治疗方法。

3. 了解骶髂类风湿关节炎的功能解剖、病因病理和预防。

第二节　骶髂关节致密性骨炎

1. 熟悉骶髂关节致密性骨炎的概念、鉴别诊断和治疗注意事项。

2. 掌握骶髂关节致密性骨炎的诊断要点和中医整脊治疗方法。

3. 了解骶髂关节致密性骨炎的功能解剖、病因病理、中医药辨证施治和预防。

第三节　强直性脊柱炎

1. 熟悉强直性脊柱炎的概念、鉴别诊断和治疗注意事项。

2.掌握强直性脊柱炎的诊断要点和中医整脊治疗方法。

3.了解强直性脊柱炎的功能解剖、病因病理、中医药辨证施治和预防。

第四节 脊柱侧凸症

1.熟悉脊柱侧凸症的概念、鉴别诊断和治疗注意事项。

2.掌握脊柱侧凸症的诊断要点和中医整脊治疗方法。

3.了解脊柱侧凸症的功能解剖、病因病理、中医药辨证施治和预防。

第五节 脊椎骨骺软骨病

1.熟悉脊椎骨骺软骨病的概念、鉴别诊断和治疗注意事项。

2.掌握脊椎骨骺软骨病的诊断要点和中医整脊治疗方法。

3.了解脊椎骨骺软骨病的功能解剖、病因病理、中医药辨证施治和预防。

第六节 脊椎骨质疏松症

1.熟悉脊椎骨质疏松症的概念、鉴别诊断和治疗注意事项。

2.掌握脊椎骨质疏松症的诊断要点和中医整脊治疗方法。

3.了解脊椎骨质疏松症的功能解剖、病因病理、中医药辨证施治和预防。

第七章　脊柱其他疾病的诊断与鉴别诊断

（目的与要求）

1. 熟悉脊柱其他疾病的概念、治疗原则和中医整脊的治疗适应证。

2. 理解脊柱其他疾病的诊断要点和鉴别诊断。

3. 了解脊柱其他疾病的功能解剖、病因病理、治疗注意事项、中医药辨证施治和预防。

4. 预计 2 学时。

（教学内容）

第一节　脊柱结核

1. 熟悉脊柱结核的概念、治疗原则和中医整脊的治疗适应证。

2. 理解脊柱结核的诊断要点和鉴别诊断。

3. 了解脊柱结核的功能解剖、病因病理、治疗注意事项、中医药辨证施治和预防。

第二节　化脓性脊柱炎

1. 熟悉化脓性脊柱炎的概念、治疗原则和中医整脊的治疗适应证。

2. 理解化脓性脊柱炎的诊断要点和鉴别诊断。

3. 了解化脓性脊柱炎的功能解剖、病因病理、治疗注意事项、中医药辨证施治和预防。

第三节　脊柱肿瘤

1. 熟悉脊柱肿瘤的概念、治疗原则和中医整脊的治疗适应证。

2. 理解脊柱肿瘤的诊断要点和鉴别诊断。

3. 了解脊柱肿瘤的功能解剖、病因病理、治疗注意事项、中医药辨证施治和预防。

第八章 脊柱创伤骨折

（目的与要求）

1. 熟悉脊柱创伤骨折的概念、诊断要点。

2. 掌握脊柱创伤骨折的中医整脊治疗适应证。

3. 了解脊柱创伤骨折的功能解剖与病因病理、中医药辨证施治、治疗注意事项、疗效评定标准和预防。

4. 预计 2 学时。

（教学内容）

第一节 颈椎骨折脱位

1. 熟悉颈椎骨折脱位的概念、诊断要点。

2. 掌握颈椎骨折脱位的中医整脊治疗适应证。

3. 了解颈椎骨折脱位的功能解剖与病因病理、中医药辨证施治、治疗注意事项、疗效评定标准和预防。

第二节 胸腰椎骨折

1. 熟悉胸腰椎骨折的概念、诊断要点。

2. 掌握胸腰椎骨折的中医整脊治疗适应证。

3. 了解胸腰椎骨折的功能解剖与病因病理、中医药辨证施治、治疗注意事项、疗效评定标准和预防。

第三节 陈旧性胸腰椎骨折

1. 熟悉陈旧性胸腰椎骨折的概念、诊断要点。

2. 掌握陈旧性胸腰椎骨折的中医整脊治疗适应证。

3. 了解陈旧性胸腰椎骨折的功能解剖与病因病理、中医药辨证施治、治疗注意事项、疗效评定标准和预防。

第四节 脊柱骨折、脱位并脊髓不完全性损伤

1. 熟悉脊柱骨折、脱位并脊髓不完全性损伤的概念、诊断要点。

2. 掌握脊柱骨折、脱位并脊髓不完全性损伤的中医整脊治疗适应证。

3. 了解脊柱骨折、脱位并脊髓不完全性损伤的功能解剖与病因病理、中医药辨证施治、治疗注意事项、疗效评定标准和预防。

结束语

中医整脊学科是一门新兴的学科，它是 21 世纪初由韦以宗为首的老一辈中医专家提出并不断完善的中医学科。中医整脊学科富于中国传统文化内涵，其主要内容是对人体脊柱各种劳损伤病和脊源性疾病进行诊断、治疗和预防。

通过基础课程的学习和《中医整脊学》的教育和培训，预期将让学生掌握中医整脊学以下一些基本知识和技能。

1. 熟练掌握脊柱先天自然系统（即骨关节系统、脊髓脊神经系统、肌肉韧带与椎间盘系统）和脊柱后天自然系统

（即脊柱四维弯曲体圆运动规律、脊柱圆筒枢纽学说、脊柱轮廓平行四边形理论和椎曲论）。

2.熟练掌握中医整脊治疗学，即理筋、调曲、练功三大治疗原则，正骨调曲、针灸推拿、内外用药、功能锻炼四大疗法，以及医患合作、筋骨并重、动静结合、内外兼治、上病下治、下病上治、腹病治脊、腰病治腹八大对策。

3.熟练掌握十大正脊骨法和六大牵引调曲技术的适应证、禁忌证及操作方法。掌握核心理论"一圆一说两论"在临床实践中对脊柱劳损伤病、脊源性疾病治疗和预防的指导意义；把握中医整脊治疗脊柱劳损伤病、脊源性疾病是以恢复或改善脊柱的颈、腰椎曲为目的；学会四维牵引床的灵活应用；在中医整脊学科多发和疑难病种的诊疗规范中，能掌握常见寰枢关节错位、颈曲变小类颈椎病、腰椎间盘突出症、腰椎管狭窄症、腰骶关节病、骶髂关节错缝症及常见脊源性疾病的诊断、鉴别诊断和整脊疗法。

学以致用，为人类脊柱健康开创美好的未来！

（王松　陈文治　王刚）

中篇　测试题

第一章　填空题

1. 公元 610 年，_____代医家巢元方所著《_____》中首次提出应用旋转法治疗颈椎病，后人将此法绘图传授。

2. 公元 640 年，_____代孙思邈著《_____》，在"老子按摩法"中介绍用抱头旋转法治疗_____，并介绍了用牵引屈曲法治疗_____。

3. 整脊的牵引法，源自 14 世纪危亦林提出的"_____"悬吊复位及 19 世纪的"攀索叠砖法"，其科学性在于能解除腰椎的"铰链式"侧弯倾向，并充分利用四大枢纽对脊柱的调控，从而达到复位_____和关节错位。

4. _____年，民政部正式批准成立中华中医药学会整脊分会，并在人民大会堂举行了成立仪式。_____年 7 月 29 日，《中华人民共和国职业大典》发布，将中医整脊科医师列入中医职业行列。

5. 脊柱骨关节错位，并发脊髓、脊神经、交感神经等损伤，引起的内脏、器官疾病称为_____，也称"脊柱源性疾病"或"脊柱相关疾病"。

6. 脊柱源性疾病中,头晕、头痛者多为颈椎＿＿＿＿错位,胸闷、气短多为胸椎＿＿＿＿＿＿错位。

7. 古代整脊基础理论主要包括＿＿＿＿＿＿和＿＿＿＿＿＿。

8. 中医整脊基础理论"一圆一说两论"具体指＿＿＿＿＿＿、＿＿＿＿＿＿、＿＿＿＿＿＿、＿＿＿＿＿＿。

9.《黄帝内经》描述臂厥是指＿＿＿＿＿＿,踝厥是指＿＿＿＿＿＿。

10. 美国整脊疗法基本理论是＿＿＿＿＿＿＿＿＿＿＿＿,中医整脊基本理论是＿＿＿＿＿＿＿＿＿＿＿。

11. 椎骨骨化开始于胚胎第＿＿＿周,次级骨化中心在腰椎区要到＿＿＿岁左右才能完全融合。

12. 颈部正常活动范围,左右侧曲是＿＿＿°,前伸、后伸＿＿＿°,左旋、右旋是＿＿＿°。腰部正常活动范围是屈＿＿＿°,伸 30°,旋转 30°。

13. 寰枢关节具有 3 个滑膜关节,即 2 个＿＿＿关节和 1 个＿＿＿＿＿＿关节,其主要功能是保证头部的＿＿＿＿＿＿运动。

14. 颈椎椎体较＿＿＿,横径＿＿＿,纵径＿＿＿,约相差 1/2。颈椎后关节包括＿＿＿和＿＿＿,其中＿＿＿＿＿＿是冠状结构,关节面平滑且呈椭圆形,有利于运动,但不稳定,易＿＿＿＿＿＿。

15. 颈椎有＿＿＿个椎间盘,其椎间盘髓核从胚胎形成至站立行走均位于椎间隙的＿＿＿＿,1 岁左右站立行走之后,随着颈曲的形成,椎间隙变为前宽后窄,髓核从椎间隙中央位置向＿＿＿＿位移。

16. 临床中,最常见的颈椎间盘突出部位是＿＿＿和＿＿＿。

17.胸椎棘突向后下方相互重叠,如____状,故胸椎棘突与椎体的定位约相差____。

18.胸椎后关节面_____,其上关节面向_____,下关节面向_____,所以关节呈____面,这种关节结构决定胸椎的运动以____和____为主。

19.腰椎棘突为板状,呈____方向后伸,故腰椎椎体与棘突体表位置____。

20.腰椎上关节突由____发出,关节面向内呈____形,下关节突由____发出,关节面向外,故腰椎的后关节面呈____。

21.椎间盘是由____和____共同组成的,其主要功能一方面是组成椎体关节的_____,另一方面是____、____脊柱的压应力。

22.椎间盘突出的主要原因是_____。

23.椎间盘一旦突出,椎间隙____,椎体塌陷、旋转,关节突关节必成____交锁,影响到上下关节突的交锁,椎体倾斜、旋转,出现扭曲性_____。

24.如果用整体观认识人体,那么形态与____是统一的,局部与____也是统一的。

25.下段颈椎的上关节突与椎体呈40°~45°角,利于颈椎____运动,颈6、7的关节突关节结构近似上段胸椎,所以颈6、7的旋转范围相应地较上中段颈椎要____。

26.腰椎关节突关节面为____状,方向由1、2腰椎的斜位至3、4、5腰椎的冠状位,由此导致____腰椎的旋转范围较大,但腰椎屈伸和侧屈则以____腰椎范围大。

27. 腰大肌起于_____，止于_____，由腰神经前支支配。腰大肌损伤可导致腰椎_____，腰曲改变。

28. 坐骨神经是人体最粗大的神经，起始于____的脊髓，途经骨盆，从_____穿出，抵达臀部，再沿大腿____下行到足。其由_____和_____组成，所支配的肌肉有梨状肌、闭孔内肌、上下孖肌、股方肌、大收肌、半腱肌、半膜肌、股二头肌、小腿及足的全部肌肉。

29. 脊柱的运动功能有 8 个自由度，分别是_____、屈伸、左右_____和左右旋转。实验研究表明，人久坐后腰椎曲度会_____，因为久坐后，腰大肌会松弛，使得腰椎失去前缘的_____。

30. 人类椎曲决定了____和椎间孔的宽度，也决定了____在椎管的位置和_____排列的走向，椎曲一旦改变，椎管和椎间孔也随之____。

31. 齿状韧带悬挂于____内，对脊髓有____和限定作用。在高度屈曲颈椎时，由于齿状韧带对硬膜囊的前拉力可以传导到_____，因此，临床上腰椎间盘突出压迫神经根引起的下肢放射痛，屈颈试验会引起疼痛_____。

32.

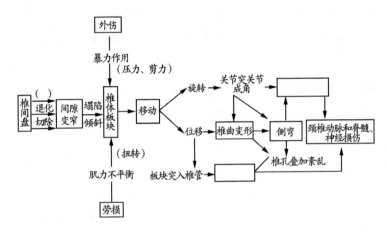

脊柱椎体板块移动病理改变示意图

33. 当人体在直立平衡状态下，正常脊柱矢状面重心线从外耳门平面经____、第 2 胸椎正前方、_____，再经第 5 腰椎后 1/3 到____前面。

34. 根据体相，如果将人躯体比拟为圆筒状，则其骨性结构的 3 个圆筒分别是____、____、____。

35. 圆筒枢纽学说中，三个圆筒的相互协调和相互制约是依靠四个枢纽关节来完成的，分别是_____、颈胸枢纽关节、_____和腰骶枢纽关节。

36. 现代整脊学中脊柱运动力学的客观规律，是按平行四边形的数学规则调整的。脊柱轮廓四维结构对脊柱稳定的重要性，也是脊柱伤病的病理依据。按平行四边形的数学法则认识脊柱力学的平衡，科学地阐释了中医上病下治、_____、左病右治、_____、_____、腰病治腹的治法。

37. 现代整脊学临床上，依据脊柱轮廓应力四维平衡理论，一般腰曲增大，颈曲也随之_____；腰椎变直，颈曲也____；腰骶角紊乱，寰枢关节也紊乱。

38.____是脊柱生理和病理的共同基础，也是脊柱伤病诊断依据和治疗目标。

39. 颈椎病引起的头痛一般都能忍受，表现为间歇性、____，休息后可以____，头颈体位改变即缓解。多为第____颈神经受到刺激所致。

40. 椎间孔挤压试验阳性多用来诊断____型颈椎病，其检查方法是：患者正坐，头微向____侧屈，医者位于患者____方，用手按住患者头顶部向____施加压力，如果患肢出现放射性疼痛，即为阳性。还有一个常用的诊断神经根型颈椎病的试验是_____。

41. 人体的感觉分为浅感觉、深感觉和_____。浅感觉包括_____、_____和_____的一部分，深感觉包括_____、_____、_____和关节觉。

42. 常见的感觉障碍类型有_____、感觉消失、_____、感觉分离和_____。

43. 六级肌力标准为：0级，肌肉_____；Ⅰ级，肌肉有收缩，但不能带动_____；Ⅱ级，肌肉可以带动关节____方向活动，但不能对抗_____；Ⅲ级，肌肉带动关节活动，可以对抗_____，但不能对抗阻力；Ⅳ级，能对抗较大的阻力，但比正常肌力____；Ⅴ级为正常肌力。

44. ____提供脊柱整体的客观影像。既是诊断的客观依据，也是整脊辨证施法的依据和治疗效果的客观凭据。

45. 韦以宗弓形面积测量法及椎曲分级标准，将颈腰椎曲分为Ⅴ级。分别为正常、____、____、____、椎曲加大。

46. 胸椎体征主要包括____、____、____。

47. 对于神经肌肉疾病的诊断，肌电图是一个很有价值的检查方法，它能鉴别____和____，并能确定周围神经病变的位置。

48. 神经系统由_____和周围神经系统构成。_____由脑和脊髓组成，周围神经系统包括_____、_____和内脏神经。

49. 颈丛由第____颈神经前支和第____颈神经前支的一部分构成，分为____和肌支两部分，____是颈丛中最重要的分支，为混合神经，主要由____构成。

50. 臂丛神经由第____颈神经前支和第____胸神经根的前支组成，其中，第____颈神经根组成上干，第____颈神经根组成中干，第8颈神经及第____胸神经根组成下干。

51. 当出现三角肌肌力减弱、萎缩时，多为第____神经受累；当前臂桡侧及桡侧两指出现疼痛或麻木时，多为第____神经受累；当出现肱三头肌肌力减弱，或者肱三头肌腱反射减弱时，多为第____神经受累。

52. 从腰丛发出的神经主要有____、____、股外侧皮神经和生殖股神经。_____是腰丛中最大的一根神经，其运动支支配_____和_____等。

53. 人体中最粗大、行程最长的神经是____，它从____丛发出，是由第____神经和第____骶神经组成的混合神经。

54. 在腰椎的横突中，第 3 腰椎是____的，第 4 腰椎的横突往上____，承受发自髂嵴向上的髂腰韧带应力关系，第 5 腰椎____也是适应横向的髂腰韧带附着。

55. 从脊柱的整体而言，从立体观，其动力结构也是四维的。在颈椎上段起于颈 1～颈 6 横突前缘的是____，而相对的起于颈 1～颈 4 横突后缘、止于肩胛内侧的是____，和起自颈项背面、止于肩胛岗及锁骨外缘之____，前后组肌肉左右各一，构成颈椎运动时最大的轴向四维动力结构。

56. 在腰椎，起于第 12 胸椎和第 1～5 腰椎横突和椎体前面的____，左右各一，和同样是左右各一的____构成腰椎轴向四维肌肉。此四维肌肉的收缩、舒张和扭转，同样可完成腰椎的伸缩、屈伸、侧屈和旋转功能。

57. 人类在儿童发育期，6 个月坐立后出现____，1 周岁后站立行走才出现____。

58. 标准的颈椎侧位 X 线片是下颌角平第____颈椎下缘，正常的颈椎曲度是自第____颈椎棘突基底部和第____颈椎后下缘连线，此线段的垂直平分线经过第____颈椎之间。

59. 腰椎弓顶距离的测量法是第____后下缘和第____后上角连线，然后从第____中点向此线段画垂线。

60. 正常腰椎曲度，腰椎弓顶距离为____。

61. 现代中医整脊三大治疗原则是____、____和____。

62. 现代中医整脊四大疗法为____、____、____和功能锻炼。

63. 现代中医整脊治疗八大策略分别是医患合作、_____、_____、筋骨并重、_____、上病下治、_____、腹病治脊和_____。

64. 腰椎间盘突出症整脊调曲法主要包括：____和____。

65. 中医整脊临床上常用的正脊骨十法分别是按脊松枢法、_____、牵颈折顶法、_____、提胸过伸法、_____、腰椎旋转法、_____、过伸压盆法和_____。

66. 寰枢端转法是通过端提_____横突，并提转____，使_____复位的正脊骨法，适用于_____，行端提时间不要超过_____，旋转头颅不宜超过____度。

67. 做胸腰旋转法时，患者向前屈至以_____为顶点，腰椎旋转法患者向前屈至以_____为顶点。

68. 颈椎布兜牵引法，其牵引重量以____kg为宜，牵引时，两目平视，____和_____在一水平线上。

69. 做三维调曲法时，双下肢伸直，髋关节与躯干呈____度角为宜，牵引时间以____分钟为宜，适用于_____、腰骶关节病、_____、腰骶轴交角____类伤病、腰曲____需要调曲类伤病。

70. 做四维调曲法时，患者____于四维整脊治疗仪上，上半身用环带套过腋下，双下肢牵引带束于_____上下端，用____将下半身托起，胸腰段与上半身呈_____度角，调整牵引仪，使双下肢缓慢升起，至力的支点在_____关节处，牵引时间为_____分钟。

71. 俯卧过伸悬吊牵引，可充分调动腰背筋膜、竖脊肌、腰大肌、腰小肌、臀肌、阔筋膜张肌，以及起于盆腔、止于下肢的所有肌肉和胸腰韧带，实现对____和____的调整，进而调整腰椎和胸椎，应是腰椎最佳牵引法。悬吊法充分调动腰大肌肌力，有效地纠正椎曲的变异和侧弯。

72. 三维调曲法主要适合腰曲____或腰骶轴交角____类脊柱伤病。

73. 四维调曲法主要适合屈曲型胸腰椎骨折脱位或腰椎曲度____、_____的脊柱伤病。

74. 抱头侧颈式功能锻炼，侧屈时____和____应保持直立不动；抱肩转胸式功能锻炼，转胸时____尽量不动。

75. 颈椎病，广义来说，主要包括____、____、颈椎钩椎关节紊乱、颈椎间盘突出症、颈椎间盘退变、椎曲紊乱综合征、颈椎管狭窄症、颈胸枢纽关节交锁症等。狭义来说，主要指颈椎间盘退变、_____。

76. 急性斜颈俗称____或____，好发于_____。颈部呈强迫斜颈状，头向____侧倾斜，下颌转向____侧。

77. 急性斜颈的治疗原则以____为主，以____和练功为辅。急性期不宜行_____、_____和牵引法治疗。

78. 寰枢关节错位属中医学____、____范畴。其主要症状是后枕部胀痛不适、____、____，触诊可摸到_____不对称，_____阳性。

79. 寰枢关节错位分为三型，即_____、_____和混合型。该病治疗用十大正脊骨法中的_____法纠正寰椎移位，_____法纠正颈椎旋转倾斜，_____法纠正胸椎侧凸。

80. 寰枢关节错位的治疗不宜行_____，禁用寰枢椎的_____和后伸手法。

81. 钩椎关节紊乱症是由于头颈姿势不正，颈肌_____，导致_____紊乱，引起的_____、活动障碍性疾病。

82. 钩椎关节是由第____颈椎椎体上面两侧缘的____与上位椎体的斜坡形成的关节，又称_____，此关节是____夹角的角状结构，当颈椎旋转时产生角状运动，如果颈椎两侧肌力失衡，易致_____嵌顿，刺激神经产生症状。

83. 根据颈椎间盘突出的节段和向椎管内突出的位置不同，将颈椎间盘突出分为三型：_____、_____和中央脊髓横贯型。

84. 侧方神经根型颈椎间盘突出症突出部位在_____外侧、_____内侧，此处是_____通路，突出的椎间盘压迫_____产生根性症状，主要有____、颈僵直。

85. 颈椎管狭窄症是指由于外伤、劳损等因素，____，导致椎管旁组织突入或增生，椎管管腔序列____，椎间盘黄韧带平面空间变窄，颈髓受压而引起的一系列症状。

86. 颈椎管狭窄症，既往文献称"_____"。

87. 颈腰椎间盘病是指由于外伤或慢性劳损引起_____，_____，继发_____，椎曲紊乱而导致颈、腰椎间盘均突出或退变，刺激或压迫颈、腰椎的脊神经或脊髓而产生系列症状与体征。

88. 颈腰椎间盘病可分为四型：①_____，②_____，③_____，④_____。

89.腰椎间盘突出症是指由于外力作用、劳损或感受风寒湿邪引起腰椎骨关节____、____、____，导致椎间盘突出椎间孔或椎管，刺激到脊神经或脊髓；或因骨关节错位、椎间孔移位，导致神经根位移与椎间盘产生卡压，引起腰椎活动障碍、腰痛、下肢放射性疼痛。

90.腰椎间盘突出症，整脊学分型法分为_____、_____两型。

91.腰椎滑脱症是指由于____不连，或退化、断裂，使小关节不稳，椎曲紊乱（加大或变小），致椎体____滑脱，刺激和压迫脊神经、马尾神经等引起腰腿痛等一系列症状。

92.腰椎滑脱症腰椎曲加大者，可经常锻炼____，即"健脊强身十八式"中第十七式。

93.退变性腰椎管狭窄症是指由于椎体骨关节位移，或因椎体位移，导致多个椎间盘突入椎管，后纵韧带、黄韧带皱折、增厚，于椎间盘段形成前后夹击，椎管容积变窄，脊神经和马尾神经受压，引起系列症状、体征。临床分为_____、_____、_____、混合型等四型。

94.骶髂关节错缝症分为_____、_____两型。

95.青少年特发性脊柱侧弯症，按照侧弯主曲线顶点的解剖位置，结合临床，可分为以下三种类型：_____、_____、_____。

96.颈脊源性血压异常症是指由于颈椎骨关节位移，椎曲紊乱，刺激或压迫____和____，导致基底动脉缺血、脑供血障碍，而致头痛、眩晕和血压偏高、偏低或波动不定的病症。

97. 腰骶后关节病是指由于腰骶关节突关节的创伤、慢性劳损或先天性结构异常，继发关节软骨损伤而导致的下腰痛。X 线检查：正位可见关节突关节密度增高，或两侧不对称，或有腰骶假关节、骶椎裂，或_____、_____；斜位片可见关节腔变窄，或峡部有退行性改变，或隐裂；侧位片可见椎曲_____，或腰骶轴交角变小，或有椎体假性滑脱。

98. 脊源性月经紊乱症是指由于颈、胸、腰、骶椎病损（排序紊乱、曲度改变、侧弯等）引起的子宫异常出血、_____，表现为月经期腹痛、腰痛，或周期、经期、经量、经色、经质等发生异常的病理表现。B 超证实子宫及附件_____。

99. 脊源性膝关节骨性关节炎是因为_____，导致膝关节负重加大，关节磨损，形成骨性关节炎，包括髌骨软化症、增生性关节炎、创伤性关节炎，三者都是因关节软骨钙化引起的以疼痛为主的症候群。

100. 脊源性膝关节骨性关节炎腰椎侧弯主要发生在上段，是_____和_____发出的阶段。

（王秀光　田新宇　潘东华　牛晓磊　陈军　张姗）

第二章　选择题

一、单选题

1.《五十二病方》成书是在哪个世纪：

A. 公元前 1 世纪

B. 公元前 2 世纪

C. 公元前 3 世纪

D. 公元前 4 世纪

E. 公元前 5 世纪

2. 中国古代的铃医整脊图是出自：

A. 三国时代

B. 隋唐两代

C. 宋元时期

D. 明代

E. 清代

3. 元代《世医得效方》的作者是：

A. 韦亦林

B. 张亦林

C. 危亦林

D. 华佗

E. 扁鹊

4. 公元前 1 世纪的《黄帝内经》描述"臂厥"是指：

A. 颈痛

B. 肩痛

C. 臂痛

D. 肘痛

E. 颈肩臂痛

5. 公元前 1 世纪的《黄帝内经》描述"踝厥"是指：

A. 足踝痛

B. 小腿痛

C. 大腿痛

D. 坐骨神经痛

E. 腰腿痛

6. 脊柱运动功能包括：

A. 前屈后伸

B. 前屈后伸、左右旋转、左右侧弯

C. 伸缩、旋转、屈伸、侧弯

7. 一圆一说两论包括：

A. 椎体圆形、椎间盘学说、椎间盘压迫神经论、椎间孔论

B. 椎管圆形、神经学说、椎管论、椎孔论

C. 脊柱四维弯曲体圆运动规律、圆筒枢纽学说、脊柱轮廓应力平行四维平衡理论、椎曲论

8、四大枢纽关节是指：

A. 颅椎枢纽、颈胸枢纽、胸腰枢纽、腰骶枢纽

B. 钩椎关节、胸肋关节、椎体关节、关节突关节

C. 颈椎关节、胸椎关节、腰椎关节、骶髂关节

9、椎曲论的含义是：

A. 脊柱有 4 个弯曲

B. 脊柱的弯曲决定形态

C. 人类新生儿脊柱弯曲与四足哺乳动物一样，没有腰曲和颈曲，儿童在出生后 6 个月坐位形成腰曲，1 周岁站立位后形成颈曲。颈腰曲是运动力学作用产生的，是生理病理基础的

诊断依据、治疗目的、疗效评定标准

10. 下图是哪项检查：

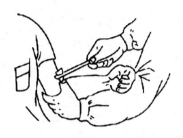

A. 肱二头肌肌腱反射（屈肘反射）

B. 肱三头肌肌腱反射（伸肘反射）

C. 膝反射

D. 俯卧背伸试验

E. 霍夫曼征（Hoffmann's sign）

11. 下图是哪项检查：

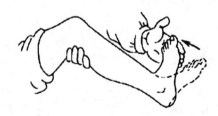

A. 叩顶试验

B. 踝阵挛

C. 霍夫曼征（Hoffmann's sign）

D. 巴宾斯基征（Babinski sign）

E. 霍夫曼征（Hoffmann's sign）

12. 下图是哪项检查：

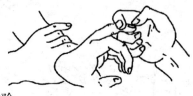

A. 叩顶试验

B. 踝阵挛

C. 霍夫曼征（Hoffmann's sign）

D. 巴宾斯基征（Babinski sign）

E. 跖反射

13. 颈椎 X 线张口位主要是观察第几颈椎：

A. 第 6 ～ 7 颈椎

B. 第 5 ～ 6 颈椎

C. 第 3 ～ 4 颈椎

D. 第 2 ～ 3 颈椎

E. 第 1 ～ 2 颈椎

14. 颈椎 X 线斜位片主要是观看什么部位：

A. 棘突

B. 钩椎关节

C. 椎间孔

D. 椎曲

E. 椎间盘

15 腰椎斜位片的"狗颈"是指腰椎的什么部位：

A. 椎弓根

B. 下关节突

C. 棘突

D. 上关节突

E. 椎弓峡部

16. 中医整脊治疗学的治疗原则是什么：

A. 推拿、理筋、练功

B. 针灸、推拿、理筋

C. 理筋、调曲、针灸

D. 调曲、针灸、练功

E. 理筋、调曲、练功

17. 中医整脊学的治疗方法是：

A. 按摩、推拿、手法、牵拉

B. 针灸、牵引、推拿、理疗

C. 针灸、内外用药、手法、练功康复

D. 推拿、手法、针灸、复位

E. 正脊调曲、针灸推拿、内外用药、功能锻炼

18. 中医整脊学的手法运用原则是：

A. 知其体相，识其部位

B. 机触于外，巧生于内

C. 手随心转，法从手出

D. 辨证施法，手到病除

E. 明确诊断，医患合作，辨证施法

19. 下列哪一点是错的：

A. 整条脊柱不是完全直的

B. 整条脊柱有三个弯曲：颈曲、胸曲和腰曲

C. 整条脊柱有 24 个椎体关节（点）

D. 整条脊柱有 48 个关节突关节（点）

E. 整条脊柱有 24 个椎间盘

20. 在《中医整脊学》一书中，最独特的、最精辟的、最实用的几个观点中，哪一个是错的：

A. 椎间盘的"还纳"只有在青壮年时期才发生，因此我们对中老年人原来突出的椎间盘去做手法，企图将其还纳，便是一种无知的错误

B. 人到了中老年，椎间盘退化、纤维环变性、髓核纤维软骨化后，整个椎间盘弹性减弱至消失，原来突出的椎间盘（MRI 显示 35% 的人有椎间盘突出但没有症状）不可能随椎体转动而伸缩，所以一旦椎体板块位移，即诱发椎间孔变窄，原有突出的椎间盘因突发的椎间孔变形而刺激到神经根，引起急性腰腿痛

C. 中老年椎间盘突出症，主要病因并非是椎间盘，而是椎体板块位移后，诱发椎间孔（神经根孔）变形——狭窄，导致椎间盘与神经根卡压——急性腰腿痛

D. 中老年人的椎间盘卡压症，根据"既能动歪，就能动正"的原理，对中老年人的急性腰腿痛采取俯卧位，痛肢外展牵引，后旋转复位，使之"骨正筋柔"

E. 颈椎动脉是由第 6 颈椎横突孔进入而上行，穿过每个椎体的横突孔，在到达颈 1～2 椎时，经 6 个转弯后进入颅腔，组成基底动脉，支配头颅内前 1/3 的血供

21.《五十二病方》描述类似腰椎间盘突出症的病名为：

A. 臂厥

B. 踝厥

C. 距阳脉病

D. 臂距阴脉病

E. 臂阴脉病

22. 首次记录应用旋转法治疗颈椎病的医书是：

A.《诸病源候论》

B.《肘后救卒方》

C.《备急千金要方》

D.《圣济总录》

E.《五十二病方》

23. 首次记载应用悬吊牵引复位法治疗脊椎骨折的医书是：

A.《回回药方》

B.《世医得效方》

C.《仙授理伤续断秘方》

D.《正体类要》

E.《医宗金鉴》

24. "督脉生病治督脉，治在骨上"出自：

A.《灵枢·四时气》

B.《难经·二十八难》

C.《素问·气府论》

D.《素问·骨空论》

E.《针灸甲乙经》

25. 股神经牵拉试验阳性，表示哪个节段腰椎间盘突出：

A. L4/5

B. L5/S1

C. L1/2

D. L3/4

E. L2/3

26. 梨状肌综合征直腿抬高试验在（   ）以下疼痛明显，至（   ）后疼痛减轻：

A. 30°，60°

B. 50°，70°

C. 60°，60°

D. 60°，70°

E. 40°，60°

27. 筋骨损伤的病因主要有：

A. 劳损

B. 外伤

C. 六淫七情

D. 瘀血

E. 以上都是

28. 六淫致病特点中最容易导致疼痛出现的是：

A. 风邪

B. 寒邪

C. 暑邪

D. 湿邪

E. 火邪

29. 髋关节疾病引起的腰胯痛，则有髋关节活动障碍，以下哪个查体试验最容易出现阳性：

A. 直腿抬高试验

B. 股神经牵拉试验

C. "4" 字征

D. 托马斯征

E. 梨状肌紧张试验

30. 韦以宗提出的韦氏桡动脉试验可用于诊断哪一段颈椎神经损伤：

A. 颈 2～颈 4

B. 颈 1～颈 4

C. 颈 4～颈 6

D. 颈 5～颈 7

31. 寰枢关节错位属中医学"头痛""眩晕"范畴，其中，中医辨证为痰湿中阻证的治疗方药为：

A. 天麻钩藤饮

B. 川芎茶调散

C. 消风饮

D. 葛根汤

E. 半夏白术天麻汤

32. 以下不属于中医整脊学中颈腰椎间盘病分型的是：

A. 颈腰椎管狭窄型

B. 颈椎管狭窄并腰椎间盘突出型

C. 颈椎间盘突出并腰椎管狭窄型

D. 颈腰椎间盘突出型

E. 颈腰椎间盘退变型

33. 脊源性类冠心病产生心动过缓症状，最容易发生在：

A. 上位颈椎病变

B. 下位颈椎病变

C. 颈胸交界处

D. 高位胸椎病变

E. 中段颈椎病变

34. 腰椎滑脱症的典型体征是：

A. 棘突偏歪

B. 腰椎侧弯

C. 邻近棘突有阶梯感

D. 肌肉萎缩

E. 腰曲变直

二、多选题

1. 下列提示腰骶关节病变的试验有：

A. 单足站立征

B. 盖斯林试验

C. "4" 字试验

D. 跟臀试验

E. 弓弦试验

2. 根据一般临床经验，感觉障碍分为以下几种类型：

A. 神经干型

B. 末梢型

C. 后根型

D. 髓内型

E. 半身感觉障碍

3. 颈性眩晕应与以下哪些疾病鉴别：

A. 高血压眩晕

B. 前庭神经元炎

C. 梅尼埃病

D. 耳石症

E. 大脑中枢性眩晕

4. 中医整脊学中脊源性消化不良症的分型有哪些：

A. 瘀滞证

B. 脾胃虚寒证

C. 阴寒凝滞证

D. 痰湿内阻证

E. 肝郁气滞证

5. 以下属于深感觉的是：

A. 运动觉

B. 位置觉

C. 振动觉

D. 温度觉

E. 痛觉

6. 治疗骶髂关节错缝症常用的手法有哪几种：

A. 脚蹬手拉复位法

B. 推送复位法

C. 过伸拉推复位法

D. 牵抖复位法

E. 三步复位法

7. 以下哪些是颈性血压异常症的临床症状：

A. 头痛

B. 心惊、心悸

C. 血压异常

D. 上肢麻木

E. 头晕

8. 股骨头缺血性坏死的临床体征有哪些：

A. 髋关节活动受限

B. 双下肢水肿

C. 跛行

D. 足跟麻木

E. 腹股沟中点压痛

9. 强直性脊柱炎的诊断分期有哪些：

A. 不典型症状期

B. 炎症发展期

C. 典型炎性症状期

D. 躯体畸形期

E. 炎症消退期

10. 椎间盘由下列哪些结构组成:

A. 髓核

B. 纤维环

C. 椎板

D. 软骨终板

E. 椎弓根

11. 中医治病讲究审因论治, 以下属于筋骨损伤的病因有:

A. 劳损

B. 感受六淫

C. 七情内伤

D. 瘀血

E. 创伤

12. 正脊骨法中颈牵折顶法的禁忌证有哪些:

A. 颈椎曲度成反弓类颈椎病

B. 颈椎结核

C. 颈椎曲度骨髓炎

D. 颈椎肿瘤

E. 各种颈部疾病急性期

13. 腰椎旋转法治疗的适应证包括以下哪些:

A. 腰椎后关节错缝

B. 腰椎间盘突出症

C. 腰椎管狭窄症

D. 腰椎侧弯症

E. 腰椎严重骨质疏松症

14. 关于四维牵引调曲法，以下说法正确的是：

A. 该法又称为"俯卧过伸悬吊牵引法"

B. 牵引时间为 20 ～ 30 分钟

C. 对屈曲型胸腰椎骨折脱位者适用

D. 牵引时应密切观察足背动脉情况

E. 束于下肢的带子可固定在髌骨上，且越紧越好

15. 以下属于颈腰劳损病辨证规则的是：

A. 甘温滋补法

B. 消法

C. 温补法

D. 祛邪法

E. 苦寒滋肾阴法

16. 葛根汤属《伤寒论》方，功效为解肌发表，可用于颈椎劳损性疾病的治疗，以下属于葛根汤组成的药物是：

A. 麻黄、生姜

B. 桂枝、炙甘草

C. 半夏、羌活

D. 芍药、大枣

E. 柴胡、防风

17. 腰椎间盘突出症可有以下哪些症状出现：

A. 腰痛伴下肢放射性疼痛

B. 肢体麻木

C. 马尾神经综合征

D. 肌肉不全性瘫痪

E. 间歇性跛行

18. 腰椎管狭窄症中医辨证分型分为哪几项：

A. 风寒痹阻证

B. 气虚血瘀证

C. 肝肾亏虚证

D. 湿热瘀阻证

E. 肾虚夹瘀证

19. 关于腰椎后关节错缝症（急性腰扭伤）的治疗，下列哪些选项是正确的：

A. 急性期以理筋为主

B. 缓解期以理筋、调曲、练功为主

C. 急性期应慎用过伸法，以免加重损伤

D. 佩戴腰围可有效保护腰部

E. 对于关节错缝型腰扭伤，患者不需要卧床休息，可继续从事体力劳动

20. 以下属于浅反射的是：

A. 角膜反射

B. 腹壁反射

C. 桡骨膜反射

D. 跖反射

E. 肛门反射

21. 封闭疗法是一种对疼痛局部进行注射的方法，常用的几种封闭疗法有：

A. 硬脊膜外封闭疗法

B. 骶管封闭疗法

C. 局部封闭疗法

D. 经穴注射疗法

E. 皮下注射疗法

22. 用于治疗颈性血压异常症的正脊调曲法有哪些：

A. 坐位单人旋转复位法

B. 坐位侧旋提推法

C. 坐位头部微屈提推法

D. 坐位角度复位法

E. 坐位头部后伸斜拉法

23. 胸背肌筋膜炎应与下列哪些疾病相鉴别：

A. 强直性脊柱炎

B. 风湿性疾病

C. 胸肋软骨炎

D. 劳损性胸椎侧凸症

E. 肺癌、冠心病等脏腑疾病

（张国仪　周红海　黄伟恩　宋晓动）

第三章　判断题

1. 寰枢关节位于颈部脊柱的上段，由寰椎和枢椎有关的关节面构成，包括两个寰枢外侧关节和 1 个寰枢正中关节。

2. 寰枢关节具有 2 个滑膜关节，都在寰椎侧块。

3. 寰椎横韧带是一条宽而坚固的束，横跨于寰椎环的齿突前方。

4. 从寰枢关节及颈2、3发出的颈1、2、3神经与枕大、小神经交汇，支配头皮及皮下组织、肌肉、颅骨骨膜，同时与颈上交感神经节相交通。

5. 寰枢关节由寰枕关节和寰枢外侧关节构成。

6. 寰枢关节旋转主要受翼状韧带和寰枢副韧带限制。

7. 旋转寰枢关节的肌肉主要有头后大直肌和一侧的头夹肌，以及对侧的胸锁乳突肌。

8. 寰枢关节之间的连接有非常发达的肌肉与韧带保护。

9. 椎间孔由相邻椎骨的椎板上、下切迹构成，椎间孔为椭圆形的骨性管道，纵径短，横径长。

10. 神经根通过椎间孔之中，只占其1/3左右。

11. 颈椎和颈椎间盘都有7个。

12. 椎动脉从第7颈椎横突孔起，自下而上穿越第5、4、3、2、1颈椎的横突孔，然后汇合成基底动脉。

13. 椎体旋转，椎曲紊乱，椎动脉会产生扭曲、狭窄，从而导致基底动脉供血不足。

14. 正常人的胸椎有10个椎骨和10个椎间盘，全胸段脊椎排列呈胸脊柱的后凸背弓。

15. 椎管是椎体的椎孔叠加组成的。

16. 腰椎管的前壁为椎体后面、椎间盘后缘及黄韧带，两侧为椎弓根，后方为椎板、后关节和后纵韧带。

17. 椎管内有硬膜囊，囊内在腰3以上为脊髓圆锥及神经根，腰3以下为马尾神经。

18. 典型的椎骨有两个初级骨化中心，每侧椎弓各1个。

19. 终板断裂有三种形式：中心型、周围型及全板断裂型。

20. 椎体的强度随着年龄的增长而降低。

21. 青春期以后，髂骨、坐骨与耻骨开始逐渐融合，直至25岁完全骨化，左髋骨、右髋骨通过耻骨联合相结合，与骶骨、尾骨连接在一起构成骨盆。

22. 关节软骨主要为透明软骨，由大量细胞外基质与散在分布其中的软骨细胞组成。

23. 钙化软骨带上与软骨下骨相连，下与潮标相连。

24. 成年以后，关节软骨的营养主要是来源于关节滑膜产生的滑液。

25. 软骨基质的主要成分是水、蛋白多糖和胶原。

26. 在成人关节软骨内没有血管和神经。

27. 关节软骨之构造可分为滑动带、过渡带、放射带、钙化带和软骨下骨性终板数层。

28. 滑动带软骨细胞位于关节软骨最表层，包括表层和切线层，厚度约200μm。

29. 人的关节发育始于胚胎第6周，在第10周形成关节。

30. 幼儿关节软骨呈无色半透明状，富于细胞而肥厚，含有大量水与蛋白多糖。

31. 潮标是在钙化与未钙化软骨之间出现深染的波浪状线，其出现标志着软骨成熟。

32. 发育成熟后的正常软骨细胞依然有分裂功能。

33. 有丝分裂在成熟关节软骨中非常常见。

34. 未成熟软骨的厚度比成熟软骨厚，但是软骨细胞数量相对比成熟软骨少。

35. 随着年龄的增长，关节软骨中水分含量逐渐减少，在降至一定水平后基本维持不变。

36. 软骨中的蛋白多糖含量随着软骨发育而逐渐增多。

37. 软骨中的胶原含量随着年龄逐渐减少，至一定水平后维持不变。

38. 关节软骨耐磨性很强，在正常生理情况下，可以正常使用 80 ～ 90 年而无磨损和撕裂。

39. 在创伤和炎性疾病情况下，关节软骨可出现组织破坏，发生退变。

40. 通过强制制动或应用支具减少关节负荷，将导致关节软骨的萎缩和退变。

41. 关节负重增加、过度使用或撞击都可以影响关节软骨，引起分解代谢，成为进行性退行性改变的始动因素。

42. 椎间盘向前连接于前纵韧带，向后连接于黄韧带。

43. 椎间盘能够吸收作用于脊柱承受的载荷和能量。

44. 椎间盘的结构是由外层的纤维环和内部的髓核构成，纤维环又可分为内外两层。

45. 椎体终板是覆盖于椎体上下表面的薄层纤维软骨。

46. 髓核细胞早期为脊索细胞，后逐渐为软骨细胞替代。

47. 纤维环为纤维软骨组织，其作用之一是限制髓核。

48. 纤维环分为内、外两层。外层由密集的Ⅰ型胶原纤维板组成；内层由纤维软骨组成，主要为Ⅱ型胶原，缺乏像外层那样的板状排列。内层进入髓核并与其细胞间质相连。

49. 腰椎间盘的髓核在长期的压应力作用下，向受力较大的方向膨出、突出。

50. 椎间盘膨出是椎间盘组织向四周扩展超过了正常周边，纤维环破裂。

51. 椎间盘的营养供应主要通过终板途径和纤维环途径。

52. 侧隐窝是脊神经走向椎间孔的通道，其高径和前后径＜10mm 即为狭窄。

53. 椎管后壁由椎板及后纵韧带交替构成。

54. 枕下三角的上内界为头最长肌，上外界为头上斜肌。

55. 健康年轻的腰椎间盘为卵圆形，其后缘明显凸出。

56. 椎间盘的厚度累加约占整个脊柱长度的1/5，且椎间盘等量分布于各个椎间隙之间。

57. 在细微结构上，椎间盘和其他结缔组织一样，由致密的细胞和少量的细胞间质组成。

58. 软骨细胞间质由小分子物质构成的复杂框架和填充其间的水分构成。

59. 椎间盘营养的唯一来源是从椎体中松质骨经过软骨板弥散而来。

60. 髓核主要由蛋白多糖、胶原、细胞和大量的水分构成，髓核细胞早期为脊索细胞，后逐渐为软骨细胞替代。

61. 细胞基质是由胶原纤维和蛋白多糖为主构成的松散、细软、多水的不能被压缩的凝胶。

62. 纤维环为纤维软骨组织，分为内、外两层，其作用是限制髓核。

63. 纤维环前部及后部较厚，胶原纤维短而结实，数量较多，排列紧凑，两侧较薄，胶原纤维多呈竖直方向排列，所以椎间盘突出多发生于两侧。

64. 软骨终板由透明软骨组成，覆盖于椎体上下面，位于骺环之内，中央部分较厚，四周逐渐变薄，其边缘消失在纤维环之中。

65. 软骨终板在婴儿出生时含有许多微血管，但在成年后消失。

66. 水分和养分可以从椎体海绵质透过软骨终板扩散至椎间盘内，软骨终板是髓核与椎体之间物质代谢的界面。

67. 正常软骨终板主要包含丰富的 I 型胶原，随着退变的发生，II 型胶原表达逐渐增加，I 型胶原表达逐渐降低。

68. 基质金属蛋白酶（MMP）是能够裂解可溶性胶原螺旋区肽键的酶。

69. 炎性因子既是退变椎间盘的病理产物，又是进一步促进退变，导致椎间盘突出并产生临床症状的致病因素。

70. 腰大肌位于脊柱腰部、骨盆两侧缘，起自第 12 胸椎及第 1～4 腰椎横突的前面和下缘，由腰神经前支支配，腰大肌损伤可导致腰曲改变。

71. 竖脊肌损伤，可致腰椎关节紊乱，椎间盘突出，脊柱侧弯，腰曲紊乱。

72. 斜方肌是覆盖在颈和胸上部背面的三角形扁肌，其外侧角在肩峰，上角在枕外隆凸和上项线，下角在第 12 胸椎的棘突。

73. 斜方肌上部肌纤维向上，下部肌纤维向下，中部肌纤维呈水平方向。

74. 肩胛提肌由第 3、4 颈神经的直接分支及第 5 颈神经通过肩胛背神经支配。

75. 头最长肌位于颈最长肌和头半棘肌之间，起于上位 4～5 胸椎横突及下位 3～4 颈椎的关节突，止于乳突的后缘，由下位颈神经、胸神经、腰神经的后支支配。

76. 枕下三角的上内界为头上斜肌，上外界为头后大直肌，下外界为头下斜肌。

77. 大菱形肌是一块菱形扁肌，起自第 2～5 胸椎棘突和棘上韧带，肌纤维向外下止于肩胛冈根部与肩胛骨下角间的肩胛骨内侧缘。

78. 小菱形肌是一块圆柱状的小肌，起于项韧带下部和第 7 颈椎及第 1 胸椎的棘突，止于肩胛冈内侧端平滑的三角平面的底，由颈 4、5 神经发出的肩胛背神经的分支支配。

79. 前斜角肌位于颈侧部胸锁乳突肌深面的后内侧，由第 4～6 颈神经前支的分支支配。

80. 前纵韧带是椎体前面延伸的一束坚固的纤维束，附着于枕骨基底部，向下延伸到骶骨上部前面。

81. 后纵韧带位于椎管内部、椎体前面，附着于椎间盘、透明软骨板和相邻椎体的边缘，下至骶骨。

82. 脊神经共 31 对，包括 8 对颈神经、12 对胸神经、5 对腰神经、5 对骶神经和 1 对尾神经。

83. 椎曲改变会影响神经根与脊髓的夹角大小。

84. 腰曲异常可能导致椎弓峡部裂、椎体滑脱。

85. 正常的脊柱没有侧曲，但矢状面上有明显的弯曲，但是上胸部常有一轻微的侧曲，习惯用右手的人凸向右，习惯用左手的人凸向左。此侧凸角度为 10°～15°。

86. 传统中医整脊疗法包括牵引法、悬吊法、旋转法、侧扳法、过伸法、整盆法和枕缸法，至今还在临床广泛应用。

87. 脊柱轮廓应力平行四边形的数学规则，是研究脊柱运动力学平衡的重要理论，对脊柱劳损病的病因、病理、诊断和治疗具有指导意义。

88. 筋骨损伤的病因主要有创伤、劳损、感受六淫外邪、七情内伤及瘀血为患等。

89. 筋寒证的临床表现是伤筋后局部疼痛缠绵，日久不愈，遇寒或遇阴雨时加重，不红不肿，喜按喜叩击，得热则舒；舌淡、苔白润，脉沉紧或沉迟。

90. 筋实证的临床表现是局部肿胀、疼痛明显，有明显的压痛点，拒按，甚或瘀肿，皮肤温度比健部略高，关节活动受限，舌质红，舌苔厚腻、脉实有力。

91. 腰骶关节紊乱、腰骶角变小，常合并寰枢关节半脱位而引起头痛。

92. 颈项痛牵涉肩背部位时，除考虑与项韧带损伤有关外，还可能与肩胛提肌、斜方肌有关。

93. 胸背痛症状向前胸放射，可考虑与肋间神经受刺激有关。

94. 疼痛症状以下午痛或夜间痛为主时，多为实证、热证。

95. 肩背痛是颈椎病最常见的症状，轻者自觉肩背不适、麻痹、沉重感；重者感觉酸痛。

96. 颈椎病引起的头晕，主要是由于钩椎关节错位、颈椎旋转；轻者导致颈椎生理曲度紊乱、椎动脉供血障碍，重者椎管狭窄、压迫脊髓，并引起供血障碍。

97. 颈椎病引起的头痛，多为颈4、5神经受到刺激所致，表现往往是间歇性、方位性，稍休息则头痛减轻，或头颈体位改变即可缓解。

98. 颈项痛多为颈项肌肉、韧带劳损引起，特别是项韧带，因长时间俯首工作，局部充血而疼痛，反复发作可导致项韧带与棘突分离，出现"弹响"。

99. 肾炎、尿路结石、尿路感染、前列腺炎均可能引发腰痛。

100. 强直性脊柱炎，腰痛以活动障碍为主，X线片可见椎体竹节状改变。

101. 上肢肌萎缩指一侧上肢肌肉萎缩、薄弱，造成双上肢相应肌肉不对称，神经根型颈椎病可能较易引起本病。

102. "4"字试验过程中，检查者把患肢屈膝踝关节放于健侧髌骨处，然后将膝向下压，直至与床面相接触，若产生疼痛则提示膝关节病变。

103. 防御性反射是锥体束病变的指征。

104. 椎间孔挤压试验时，患者头部向健侧微屈，检查者站于后方，用手按住患者头部向下施加压力。

105. 棘突偏歪多提示椎体旋转、倾斜。

106. 仰卧挺腹试验，临床上多见于腰椎管狭窄症的诊断。

107. 韦氏桡动脉试验多用于诊断寰枢关节错位、颈椎间盘突出、颈椎椎曲紊乱或颈椎钩椎关节紊乱。

108. 单足站立试验、盖斯林试验与"4"字试验均可用于检查骶髂关节病变。

109. 常见的感觉障碍类型有三种：感觉消失、感觉减退、感觉过敏。

110. 常见的神经干型感觉障碍有桡神经麻木、尺神经麻木、腓总神经损伤和股外侧皮神经炎。

111. 末梢型感觉障碍一个重要的伴发现象是"脑脊液冲击征"，即咳嗽、喷嚏或用力憋气时疼痛、麻木症状加重。

112. 膝反射的反射弧为胫神经，属于深反射。

113. Babinski 征检查时，用刺激物沿患者足底外缘向上滑动至小趾根部再转向内侧，若锥体束损伤，则出现足底反射，踇趾跖屈，余四趾扇形张开。

114. 脊髓前角病变的特点是产生纯运动性下运动神经元麻木，而无感觉障碍。

115. 第 5 颈神经支配三角肌，受累时会出现三角肌肌力减弱、上肢抬举困难等症状。

116. 第 5 ～ 6 胸神经病变，常出现上臂前内侧、腋下、肩胛部位疼痛及气喘、咳嗽、心悸等临床表现。

117. 坐骨神经是由第 4、5 腰神经及第 1～3 骶神经根组成的混合神经，是人体最粗大、行程最长的神经。

118. 椎弓关节及椎弓在腰椎斜位片上近似"狗"的外形，其中"狗耳"为上关节突，"狗嘴"为横突，"狗颈"为峡部，"前腿"为下关节突，"狗体"为椎弓。

119. 正常腰椎正位片上，有"2 长 3 翘 4 扁"的特点，即第 2 腰椎横突最长，第 3 腰椎横突上翘，第 4 腰椎横突扁大。

120. 椎体滑脱测量方法是在侧位片上，将滑脱节段下位椎体等分为 4 度，上位椎体向前移动度为滑脱度。

121. 根据侧位片形态改变和椎曲弓形面积，把颈腰曲改变分为 5 级，分别是：Ⅰ级（正常）、Ⅱ级（良好）、Ⅲ级（尚存）、Ⅳ级（消失）、Ⅴ级（差）。

122. 根据腰曲分级标准，腰曲Ⅲ级表示的形态变化是腰椎曲度变直。

123. 现代整脊治疗学包括"理筋、调曲、练功"三大治疗原则，其中调曲是首要的治疗原则。

124. 理筋的方法主要包括推拿、按摩等手法治疗。

125. 调曲就是使用牵引器械（如四维牵引仪）调整脊柱曲度的方法。

126. 按脊松枢法是按压脊柱两旁肌肉，并进行叩击，以缓解肌肉僵硬的方法。

127. 寰枢端转法适用于各种原因导致的寰枢椎错位。

128. 牵引折顶法是医者以手掌牵引患者头部，手指向上作用于颈椎棘突，不适用于颈椎曲度变浅、消失的患者。

129. 颈椎旋提法是指旋转并提拉颈椎，以松解颈椎骨关节粘连的方法，又名颈胸枢纽旋转法。

130. 提胸过伸法可用于治疗脊源性胃肠功能紊乱症、脊源性心律失常症。

131. 胸腰旋转法、腰椎旋转法施术时均需要有助手帮助固定髋部。

132. 用腰骶侧扳法治疗一侧腰椎椎间孔卡压神经根者，可予左右两侧侧扳。

133. 骶髂关节错缝后，髂嵴出现高低不对称，可使用过伸压盆法、手牵顶盆法牵引复位。

134. 临床使用牵引法时，牵引时间和重量均从最小值逐渐增加，最大牵引力不能超过体重的 1/2。

135. 颈椎牵引可同时使用手法正骨。

136. 一维调曲法是调整下段腰椎骨关节紊乱的牵引法，又称"俯卧骨盆牵引法"。

137. 二维调曲法又称"俯卧骨盆加痛肢外展牵引法"，主要适用于腰椎间盘突出症、腰椎滑脱症、腰椎管狭窄症等伴有单侧下肢麻木或疼痛者。

138. 三维调曲法是指患者俯卧在四维整脊治疗仪上，通过牵引，悬吊骨盆和双下肢三个力学关系，以调整腰骶角变小或腰骶关节粘连、移位的牵引法。

139. 四维调曲法通过对双下肢及下腰部过伸悬吊牵引，调整双侧腰大肌和双侧竖脊肌四个力的方向，又称"仰卧过伸悬吊牵引法"。

140. 钩椎关节紊乱症，多因睡枕不当，或睡姿不正确，也可因头颈冲撞伤或挥鞭式损伤，导致钩椎关节紊乱或半脱位。

141. 颈椎间盘突出根据其突出的节段和向椎管内突出位置的不同，可以分为侧方神经根型、中央脊髓横贯型两种类型。

142. 颈椎管狭窄症患者常有慢性劳损、外伤病史，一般不会出现感觉障碍。

143. 颈肩综合征最主要的治疗方法是调整颈椎骨关节紊乱，调整颈脊神经卡压。

144. 胸椎侧凸与腰椎侧凸有关，按圆运动规律，当腰椎向右侧凸时，脊柱为维持中轴平衡，胸椎跟着向右侧凸。

145. 胸椎管狭窄主要发生在上胸段，常累及 T1 ～ T5 多个节段。

146. 对于急性腰扭伤的治疗，急性期以理筋、调曲、练功为主，缓解期以理筋疗法为主。

147. 腰椎滑脱症如已滑脱者，在腰部可触到棘突下呈阶梯状凹陷。

148. 对腰椎滑脱症患者可选择使用腰椎斜扳法纠正腰椎骨关节旋转错位。

149. 骶髂关节错缝，主要是由于暴力所致。

150. 治疗颈性眩晕可使用上病下治法，行三维调曲法或四维调曲法调整腰椎曲度。

151. 对于脊源性心律失常症、脊源性消化不良症、脊源性胃脘痛等问题，常使用端坐膝顶法以纠正有错动移位的胸椎小关节。手法须在患者吸气末进行，以免造成损伤。

152.腰椎侧凸一旦出现，应立即治疗，可控制胸椎的侧凸加重。

153.对于诊断为脊椎骨质疏松症的患者应禁用正脊骨法。

154.对于颈椎、胸腰椎骨折脱位的治疗原则是理筋、调曲、练功。

（林远方　梁倩倩　徐浩　唐占英　李伟森　刘国科　周灵通）

第四章　名词解释

1. 中医整脊科医师

2. 肌肉动力系统

3. 韧带维系系统

4. 脊柱调控系统

5. 一圆一说两论

6. 椎曲论

7. 脊柱旋转

8. 椎体平动

9. 脊柱耦合运动

10. 颈曲

11. 胸曲

12. 腰曲

13. 盆曲

14. 颈胸维

15. 颈背维

16. 腰腹维

17. 腰背维

18. 恶血归于肝

19. 头痛

20. 头晕

21. 颈项痛

22. 肩背痛

23. 上肢痹痛

24. 胸背痛

25. 腰痛

26. 腰胯痛

27. 下肢痹痛

28. 下肢痿躄

29. 驼背

30. "4" 字试验

31. 整脊治疗学

32. 上病下治

33. 下病上治

34. 腹病治脊

35. 腰病治腹

36. 骨空

37. 正脊骨法

38. 按脊松枢法

39. 寰枢端转法

40. 牵颈折顶法

41. 颈椎旋提法

42. 提胸过伸法

43. 胸腰旋转法

44. 腰椎旋转法

45. 腰骶侧扳法

46. 过伸压盆法

47. 手牵顶盆法

48. 牵引法

49. 颈椎布兜牵引法

50. 仰卧骨盆牵引法

51. 一维调曲法

52. 二维调曲法

53. 三维调曲法

54. 四维调曲法

55. 圆筒枢纽学说

56. 椎间孔挤压试验

57. 韦氏桡动脉试验

58. 臂丛神经牵拉试验

59. 直腿抬高试验及加强试验

60. 股神经牵拉试验

61. 四维相代，阳气乃竭

62. 脊柱的圆运动规律

63. 急性斜颈

64. 寰枢关节错位

65. 钩椎关节紊乱症

66. 急性颈椎间盘突出症

67. 颈椎椎曲紊乱综合征

68. 颈椎管狭窄症

69. 颈胸枢纽交锁症

70. 颈肩综合征

71. 颈肘综合征

72. 颈脊髓空洞症

73. 劳损性胸椎侧凸症

74. 胸背肌筋膜炎

75. 胸椎间盘突出症

76. 胸椎管狭窄症

77. 腰椎后关节错缝症

78. 腰椎间盘突出症

79. 腰椎弓裂椎体滑脱症

80. 腰椎管狭窄症

81. 腰骶后关节病

82. 颈腰椎间盘病

83. 腰大肌损伤综合征

84. 臀部皮神经卡压症

85. 骶髂关节错缝症

86. 梨状肌损伤综合征

87. 耻骨联合分离症

88. 坐骨结节滑囊炎

89. 颈性眩晕症

90. 颈性失眠症

91. 颈性咽喉炎

92. 颈性面瘫症

93. 颈性血压异常症

94. 脊源性类冠心病

95. 脊源性心律失常症

96. 脊源性消化不良症

97. 脊源性胃脘痛

98. 脊源性大便异常症

99. 脊源性慢性胆囊炎

100. 脊源性性功能障碍症

101. 脊源性月经不调症

102. 脊源性股骨头坏死症

103. 脊源性髋关节骨性关节炎

104. 骶髂类风湿关节炎

105. 脊源性膝关节骨性关节炎

106. 骶髂关节致密性骨炎

107. 强直性脊柱炎

108. 脊柱侧凸症

109. 脊柱骨骺软骨病

110. 脊椎骨质疏松症

（韦春德　郑晓斌　应有荣　何康乐）

第五章 问答题

1. 什么是圆筒枢纽学说？

2. 椎曲改变对椎间孔和神经排列的影响有哪些？

3. 试述悬吊法的作用机制？

4. 试述椎曲论的临床价值？

5. 颈椎旋提法的适应证和禁忌证是什么？

6. 椎体板块移动与椎曲是什么关系？

7. 试述侧扳法的作用机制是什么？

8. 兜颈坐罂法、悬吊牵引复位法、攀索叠砖法最早见于哪部著作？这些著作成书于什么年代？作者是谁？

9. 人类的腰曲和颈曲是如何形成的？

10. 劳损致病的特点有哪些？

11. 筋虚证与筋实证的临床表现如何？

12. 如何理解"瘀去新骨生"？

13. 如何对疼痛进行辨证分析？

14. 如何对麻木进行辨证分析？

15. 椎间孔挤压试验的检查方法及临床意义是什么？

16. 仰卧挺腹试验的检查方法及临床意义是什么？

17. 感觉的种类有哪些？

18. 常见的感觉障碍类型有哪些？

19. 感觉病变的定位诊断分哪几类？

20. 运动功能的检查方法有哪些？

21. 椎体旋转的分级标准如何？

22. 肌电图检查如何对腰骶神经根受压进行定位诊断？

23. 脊柱伤病的急性期疗法主要有哪些？

24. 现代刺血疗法分哪几类？

25. 药浴治疗方法及其适应证有哪些？

26. 胸腰枢纽旋转法的操作方法及适应证包括哪些内容？

27. 仰卧骨盆牵引法的适应证及禁忌证有哪些？

28. 一维调曲法的操作方法及其适应证是什么？

29. 二维调曲法的操作方法及其适应证是什么？

30. 四维调曲法的作用机制是什么？

31. 抱头侧颈式的防治机制是什么？

32. 如何从广义上看颈椎病？

33. 什么是急性斜颈？

34. 如何运用正脊调曲法治疗急性斜颈？

35. 寰枢关节错位的定义是什么？

36. 如何用正脊调曲法治疗寰枢关节错位？

37. 急性颈椎间盘突出症的定义是什么？

38. 颈胸枢纽交锁症的定义是什么？

39. 胸背部筋膜炎的定义是什么？

40. 胸背部筋膜炎的治疗方法有哪些？

41. 胸椎管狭窄症的常见病因及病理改变有哪些？

42. 腰椎间盘突出症的常见辨证分型有哪些？

43. 试述腰椎间盘突出症的整脊治疗方法有哪些？

44. 腰椎弓裂椎体滑脱症的定义是什么？

45. 腰椎弓裂椎体滑脱症常见的病因病理是什么？

46. 腰椎管狭窄症的定义是什么？

47. 腰椎管狭窄症常见临床辨证分型有哪些？如何进行中药治疗？

48. 如何用正脊调曲法治疗腰骶后关节病？

49. 如何运用正脊调曲法治疗腰大肌损伤综合征？

50. 骶髂关节错缝症的定义是什么？

51. 臀部皮神经卡压症的临床症状有哪些？

52. 梨状肌综合征的病因病理是什么？

53. 如何鉴别颈性眩晕与梅尼埃病？

54. 脊源性髋关节炎的治疗原则是什么？

55. 颈性血压异常症与原发性高血压如何鉴别呢？

56. 如何诊断骶髂关节致密性骨炎？

57. 强直性脊柱炎的辨证分型有哪些？如何进行中药治疗？

58. 脊柱侧凸症的治疗原则是什么？

59. 脊柱骨质疏松症的常见临床症状有哪些？

60. 脊柱肿瘤的治疗原则是什么？

61. 胸腰椎骨折的诊断要点是什么？

62. 胸腰椎骨折的预防及注意事项有哪些？

（邓强　黄俊卿　杨彬　张继伟　张彦军　郭挺）

下篇　题解

第一章　填空题答案

1. 隋　诸病源候论

2. 唐　备急千金要方　腰背痛　急性腰扭伤

3. 倒吊式　骨折

4. 2006　2015

5. 脊源性疾病

6. 1～3　1～4

7. 肾主骨学说　肾主腰脚学说

8. 脊柱四维弯曲体圆运动规律　脊柱圆筒枢纽学说　脊柱轮廓应力平行四维平衡理论　椎曲论

9. 颈肩臂痛　腰腿痛

10. 三元论　一圆一说两论

11. 8　25

12. 45　35～45　60～80　90

13. 寰枢外侧　寰枢正中　旋转

14. 小　长　短　钩椎关节　关节突关节　关节突关节

错位

15.6 中央 前

16.C4～5 C5～6

17.叠瓦 1

18.平坦 后外 前内 冠状 侧屈 旋转

19.水平 一致

20.椎弓根 弧 椎体 矢状

21.髓核 纤维环 关节囊 缓冲 承载

22.椎体运动

23.变窄 角状 侧弯

24.功能 整体

25.屈伸 小

26.冠 下段 上段

27.第12胸椎和第1～4腰椎横突前面 股骨小转子

侧弯

28.腰骶部 坐骨大孔 后面 腰神经 骶神经

29.伸缩 侧弯 变小 支撑力

30.椎管 脊髓 脊神经 改变

31.硬膜囊 支持 腰椎 加重

32.突出 椎管狭窄 椎间孔狭窄

33.枢椎齿突 第12胸椎椎体中心 骶骨

34.头颅圆筒 胸廓圆筒 盆腔圆筒

35.颅椎枢纽关节 胸腰枢纽关节

36.下病上治 右病左治 腹病治脊

37. 增大　反弓

38. 颈腰椎曲

39. 方位性　减轻　1、2、3

40. 神经根　患　后　下　臂丛牵拉试验

41. 实体感觉　温度觉　痛觉　触觉　运动觉　位置觉
振动觉

42. 感觉减退　感觉过敏　感觉过度

43. 完全无收缩能力　关节活动　水平　地心引力　地心
引力　弱

44. X 线片

45. 减小　显著减小　变直

46. 锁骨高低征　双肩高低征　驼背征

47. 神经源性　肌源性疾病

48. 中枢神经系统　中枢神经系统　脑神经　脊神经

49. 1～4　5　皮支　肌支　膈神经

50. 5～8　1　5、6　7　1

51. 5 颈　6 颈　7 颈

52. 股神经　闭孔神经　股神经　髂腰肌　股四头肌

53. 坐骨神经　骶　4、5 腰　1～3

54. 最长　翘起　扁平状

55. 前中后斜角肌　肩胛提肌　斜方肌

56. 腰大肌　竖脊肌

57. 腰曲　颈曲

58. 2　1　7　4、5

59. 12 胸椎　1 骶椎　3 腰椎

60. 1.8 ～ 2.2cm

61. 理筋　调曲　练功

62. 针灸推拿　正脊调曲　内外用药

63. 动静结合　内外兼治　下病上治　腰病治腹

64. 四维牵引　正脊骨法

65. 寰枢端转法　颈椎旋提法　胸腰旋转法　腰骶侧扳法
手牵顶盆法

66. 寰椎　头部　寰枢关节　寰枢关节错位　1 分钟　10

67. 第 12 胸椎和第 1 腰椎　棘突偏歪处

68. 3 ～ 6　鼻尖　下颌尖

69. 90　20 ～ 30　腰椎滑脱症　腰椎后关节错缝症　变小
加大

70. 俯卧　膝关节　升降板　25 ～ 45　胸腰枢纽
20 ～ 30

71. 腰骶枢纽　胸腰枢纽

72. 加大　变小

73. 变直　反弓

74. 胸廓　腰背　腰胯

75. 急性斜颈　寰枢关节错位　椎曲紊乱综合征

76. 落枕　失枕　青少年　患　健

77. 理筋　调曲　推拿手法　正脊骨法

78. 头痛　眩晕　头痛　头晕　风池穴　桡动脉试验

79. 侧偏型　前倾型　寰枢端转　颈椎旋提　胸椎过伸提

胸法

80. 颈椎牵引 高位旋转

81. 肌力失衡 钩椎关节 颈项不适

82. 3～7 钩突 Luschka 关节 100° 关节囊滑膜

83. 侧方神经根型 旁中央脊髓型

84. 后纵韧带 钩椎关节 颈脊神经 脊神经根 颈痛

85. 椎曲紊乱 位移

86. 脊髓型颈椎病

87. 腰椎骨关节错位 椎曲紊乱 颈椎骨关节位移

88. 颈腰椎管狭窄病 颈椎管狭窄腰椎间盘突出症病 颈椎间盘突出腰椎管狭窄病 颈腰椎间盘突出病

89. 旋转 倾斜 错位

90. 椎间孔型 退化刺激型

91. 腰椎椎弓峡部 向前或向后

92. 屈曲式练功

93. 椎间盘型 滑脱型 骨质疏松型

94. 前错位 后错位

95. 胸椎单弧形 腰椎单弧形 胸腰椎双弧形

96. 颈椎动脉 交感神经

97. 骶椎腰化 腰椎骶化 增大

98. 疼痛 无异常

99. 脊椎侧弯

100. 股神经 闭孔神经

（王秀光 田新宇 潘东华 牛晓磊 陈军 张姗）

第二章　选择题答案

一、单选题

1 B　2 C　3 C　4 E　5 E　6 C　7 C　8 A　9 C　10 A

11 B　12 C　13 E　14 C　15 E　16 E　17 E　18 E　19 B

20 E　21 B　22 A　23 B　24 D　25 D　26 C　27 E　28 A

29 C　30 B　31 E　32 E　33 B　34 C

二、多选题

1 ABCD　2 ABCDE　3 ABCDE　4 ABDE　5 ABC

6 ABCDE　7 ABCDE　8 ACE　9 ACD　10 ABD

11 ABCDE　12 BCDE　13 ABCD　14 ABCD　15 ACDE

16 ABD　17 ABCD　18 ABC　19 ABCD　20 ABDE

21 ABCD　22 ABCDE　23 ABCDE

（张国仪　周红海　黄伟恩　宋晓动）

第三章　判断题答案

题号	答案	解析
1	正确	
2	错误	寰枢关节具有 3 个滑膜关节，两个在寰椎侧块，一个在正中复合体
3	错误	寰椎横韧带是一条宽而坚固的束，横跨于寰椎环的齿突后方
4	正确	
5	错误	寰枢关节由寰枕关节、寰枢外侧关节、寰枢中关节构成
6	正确	

续表

题号	答案	解析
7	错误	旋转寰枢关节的肌肉主要有头下斜肌、头后大直肌和一侧的头夹肌，以及对侧的胸锁乳突肌
8	错误	寰枢关节之间的连接，没有较发达的肌肉与韧带进行保护
9	错误	椎间孔由相邻椎骨的椎板上、下切迹构成，椎间孔为椭圆形的骨性管道，纵径长、横径短
10	错误	神经根通过椎间孔，占其 1/2～2/3
11	错误	颈椎有 7 个，但颈椎间盘只有 6 个
12	错误	椎动脉从第 6 颈椎横突孔起，自下而上穿越第 5、4、3、2、1 颈椎的横突孔，然后汇合成基底动脉
13	正确	
14	错误	正常人的胸椎有 12 个椎骨和 12 个椎间盘，全胸段脊椎排列呈胸脊柱的后凸背弓
15	正确	
16	错误	腰椎管的前壁为椎体后面、椎间盘后缘及后纵韧带，两侧为椎弓根，后方为椎板、后关节和黄韧带
17	错误	椎管内有硬膜囊，囊外有脂肪组织、血管及从囊内穿出的神经根，囊内在腰 2 以上为脊髓圆锥及神经根，腰 2 以下为马尾神经
18	错误	典型的椎骨有三个初级骨化中心：每侧椎弓各 1 个及椎体 1 个
19	正确	
20	正确	
21	正确	
22	正确	

题号	答案	解析
23	错误	钙化软骨带关节软骨之钙化带上与潮标相连,下与软骨下骨相连
24	正确	
25	正确	
26	正确	
27	正确	
28	正确	
29	正确	
30	正确	
31	正确	
32	错误	发育成熟后的正常软骨细胞没有分裂功能
33	错误	有丝分裂在未成熟软骨非常常见
34	错误	未成熟软骨较成人软骨厚,且软骨细胞数量要多
35	正确	
36	错误	蛋白多糖的含量在刚出生时最高,随着软骨发育而逐渐减少
37	错误	软骨中的胶原含量随着年龄逐渐增加,至一定水平后维持不变
38	正确	
39	正确	
40	正确	
41	正确	

续表

题号	答案	解析
42	错误	椎间盘向前连接于前纵韧带，向后连接于后纵韧带
43	正确	
44	正确	
45	错误	椎体终板是覆盖于椎体上下表面的薄层透明软骨
46	正确	
47	正确	
48	正确	
49	错误	腰椎间盘的髓核在长期的压应力作用下，向受力较小的一方膨出、突出
50	错误	椎间盘膨出是椎间盘组织四向扩展超过了正常周边，纤维环并未破裂
51	正确	
52	错误	侧隐窝的高径和前后径 < 5mm 即为狭窄
53	错误	椎管后壁由椎板及黄韧带交替构成
54	错误	枕下三角的上内界为头后大直肌；上外界为头上斜肌；下外界为头下斜肌
55	错误	健康年轻的腰椎间盘为卵圆形，其后缘稍凹或为直线
56	错误	椎间盘的厚度累加，约占整个脊柱长度的 1/5，但椎间盘并非等量分布于各个椎间隙之间
57	错误	在细微结构上，椎间盘和其他结缔组织一样，由稀疏的细胞和丰富的细胞间质组成
58	错误	细胞间质由大分子物质构成的复杂框架和填充其间的水分构成

题号	答案	解析
59	正确	
60	正确	
61	正确	
62	正确	
63	错误	纤维环前部及两侧较厚，胶原纤维短而结实，数量较多，排列紧凑，且有前纵韧带加强。后部及后外侧较薄，胶原纤维多呈竖直方向排列，虽有后纵韧带加强，但仍不如前部、侧部坚实，所以椎间盘突出多发生于后侧
64	正确	
65	正确	
66	正确	
67	错误	正常软骨终板主要包含Ⅱ型胶原，随着退变的发生，Ⅰ型胶原表达逐渐增加，Ⅱ型胶原表达逐渐降低
68	正确	
69	正确	
70	正确	
71	正确	
72	正确	
73	错误	斜方肌上部肌纤维向下，下部肌纤维向上，中部肌纤维呈水平
74	正确	
75	正确	

续表

题号	答案	解析
76	错误	枕下三角的上内界为头后大直肌，上外界为头上斜肌，下外界为头下斜肌
77	正确	
78	正确	
79	正确	
80	正确	
81	错误	后纵韧带位于椎管内椎体后面，附着于枢椎椎体下至骶骨
82	正确	
83	正确	
84	正确	
85	错误	正常的脊柱没有侧曲，但矢状面上有明显的弯曲。然而，上胸部常有一轻微的侧曲，习惯用右手的人凸向右，习惯用左手的人凸向左。此侧凸在 5°以内
86	正确	
87	正确	
88	正确	
89	正确	
90	正确	
91	正确	
92	正确	
93	正确	

题号	答案	解析
94	错误	疼痛症状以下午痛或夜间痛为主时，多为虚证、寒证
95	正确	
96	正确	
97	错误	颈椎病的头痛，多为颈1、2、3神经受到刺激所致，其头痛的表现往往呈间歇性、方位性，稍休息则头痛减轻，或头颈体位改变即可缓解
98	正确	
99	正确	
100	正确	
101	正确	
102	错误	"4"字试验过程中，将患者患肢屈膝，踝关节放于健侧髌骨处，然后将患侧膝向下压，直至与床面相接触，若产生疼痛则提示骶髂关节病变
103	正确	
104	错误	椎间孔挤压试验时，患者头部微向患侧屈
105	正确	
106	错误	仰卧挺腹试验，临床上多见于腰椎间盘突出症的诊断
107	正确	
108	正确	
109	错误	常见的感觉障碍类型有：感觉消失、感觉消退、感觉过敏、感觉分离、感觉过度
110	正确	

续表

题号	答案	解析
111	错误	后根型感觉障碍症状一个重要的伴发现象是"脑脊液冲击征",即咳嗽、喷嚏或用力憋气时疼痛、麻木症状加重
112	错误	膝反射的反射弧为股神经,属于深反射
113	错误	Babinski 征检查时,用刺激物沿患者足底外缘向上滑动,正常人出现足底反射,足踇趾跖屈,其余四指呈扇形张开
114	正确	
115	正确	
116	错误	第 1～4 胸神经病变,常出现上臂前内侧、腋下、肩胛部位疼痛及气喘、咳嗽、心悸等临床表现
117	正确	
118	正确	
119	错误	正常腰椎正位片上,有"3 长 4 翘 5 扁"的特点
120	正确	
121	正确	
122	错误	椎曲Ⅲ级表示椎曲形态变化是曲度显著减小或上至下曲
123	错误	理筋是首要的治疗原则
124	错误	理筋的方法有多种,包括膏摩、药熨、骨空针调压、铍针松解、拔罐、刺血、推拿等
125	错误	调曲包括整脊手法、器具整脊和中药内服疗法,以达到恢复脊柱力学关系、恢复平行四维平衡的目的
126	错误	按压脊柱双侧椎板,并叩击枢纽关节,以达到松解脊椎骨关节粘连目的的方法

题号	答案	解析
127	错误	禁忌证：寰枢椎先天畸形，外伤所致的寰枢关节错位急性期
128	错误	适用于颈椎曲度变浅、消失、反弓及成角类的颈椎病
129	正确	
130	正确	
131	正确	
132	错误	用腰骶侧扳法治疗一侧腰椎椎间孔卡压神经根者，应取健侧卧位，而不宜左右两侧侧扳
133	正确	
134	正确	
135	错误	颈椎牵引时禁用手法正骨
136	正确	
137	正确	
138	错误	三维调曲法是指患者仰卧在四维整脊治疗仪上，通过牵引、悬吊骨盆和双下肢三个力学关系的牵引法
139	错误	四维调曲法，又称"俯卧过伸悬吊牵引法"
140	正确	
141	错误	颈椎间盘突出可以分为侧方神经根型、旁中央脊髓型、中央脊髓横贯型
142	错误	颈椎管狭窄症超过 95% 以上的病例具有感觉障碍，主要表现为四肢麻木、皮肤过敏或感觉分离等
143	正确	

续表

题号	答案	解析
144	错误	胸椎侧凸与腰椎侧凸有关，按圆运动规律，脊柱为维持中轴平衡，当腰椎向右侧凸时，胸椎便反向侧凸
145	错误	胸椎管狭窄主要发生在下胸段，常累及多个节段，以4～6个节段居多
146	错误	急性期以理筋疗法缓解疼痛为主，缓解期以理筋、调曲、练功为主
147	正确	
148	错误	禁用斜扳法，禁用过伸法
149	正确	
150	正确	
151	错误	手法须在患者呼气末进行，以免造成损伤
152	正确	
153	正确	
154	错误	复位、固定、理筋、调曲、练功

（林远方　梁倩倩　徐浩　唐占英　李伟森　刘国科　周灵通）

第四章　名词解释答案

1.运用中医药理论及脊柱运动力学理论和调曲复位技术，诊断、治疗、预防脊柱伤病及脊源性疾病的专业人员。

2.脊柱的运动既依赖附着于本身的肌肉，也间接依赖附着于其他骨的肌肉，躯体的重力也常起协同作用。

3.韧带的维系系统由脊柱的韧带和椎间盘组成。此系统自身无动力作用，却是肌肉力作用于骨骼的传输带，由于其有韧性和伸缩性，因此归类为动力系统。

4. 就脊柱本身而言，对脊柱功能和运动的调节和控制，主要是通过神经系统的脊神经、交感神经、血液循环和内分泌系统起作用的。

5. 韦以宗根据中医学理论思维，运用现代科学技术开展脊柱运动生物力学研究，将功能解剖研究作为切入点，通过尸体解剖、动物实验、X 线动态观察和临床研究，论证了椎曲论、脊柱四维弯曲体圆运动规律、脊柱圆筒枢纽学说和脊柱轮廓应力平行四维平衡理论，使之成为解释脊柱伤病病因病理，指导诊断、治疗和预防的创新性理论。施杞誉之为"一圆一说两论"。

6. 韦以宗通过动态下 X 线片观察和动物实验得到以下结论：人类新生儿出生 6 个月左右开始坐立，腰椎在原有的前作用力和上半身载荷作用下，出现以第 3 腰椎为中心前凸的"腰曲"；当 1 周岁站立行走后，由于腰大肌的牵拉作用，腰曲逐渐加大，同时，在前后纵韧带应力作用下，脊柱轮廓为适应平行四边形结构的数学规律，为了维持中轴平衡，逐步出现了颈曲，即颈曲出现较腰曲晚。从功能决定形态的观点看，腰曲对颈曲有直接的力学。

7. 旋转是指某一物体所有的质点相对都围绕一个轴线运动，或是某些物体绕一固定轴运动并作角位移动。转轴可以位于物体的外部或内部，脊柱转动基本上是角位移动。

8. 平动为某物体在运动时，所有质点相对一固定点、在同一时间内其运动方向不变，脊柱屈伸时多为椎体的平动。

9. 耦合运动是指一个物体围绕或沿着一个轴平移或转动的同时，也围绕另一个轴平移或转动。脊柱的旋转是耦合运动。

10. 成年人颈曲略微凸向前，即脊柱前凸。自寰椎至第 2 胸椎，前凸尖位于第 4 和第 5 颈椎之间。

11. 胸曲是脊柱后凸，即凹向前。胸曲自第 2 ～ 11 胸椎或第 12 胸椎，其后凸尖位于第 6 ～ 9 胸椎，此曲的形成是由于胸椎椎体后部的厚度增加。

12. 腰曲是脊柱前凸，腰曲自第 12 胸椎至腰骶角，女性凸度大，弯曲的形成是由于椎间盘前部厚度增加和一些腰椎体呈楔形，下 3 个腰椎凸度增加，前凸尖位于第 3 腰椎水平。

13. 又称骶曲，凹向前下，包括骶骨和尾骨，自腰骶结合到尾骨尖。

14. 颈胸维内维是上段颈椎延伸至胸骨，外维由起止于第 3 ～ 6 颈椎横突和第 1 肋骨面之前、中、后斜角肌为主组成，前借助胸骨、肋骨构成的上小下大之胸廓，延伸至腹直肌。起于后枕乳突，斜向前，止于锁骨前面的胸锁乳突肌，起到了协同作用。

15. 颈背维即由坚强之项韧带及起于上部颈椎止于上部胸椎之头、颈夹肌，头、颈最长肌和表层之斜方肌为主，向下延伸，与大小菱形肌、前锯肌及背阔肌交汇。内维是颈下段延伸至第 8、9 胸椎。

16. 腰腹维外维由起于髂嵴及腹股沟横韧带之腹内、外斜肌和起于髂嵴、胸腰筋膜之腹横肌并交汇腹直肌之下腹部肌肉祥组成，其由后下方向前上方之肌纤维起向顺应内维。此外，起于腰椎横突前下缘，止于股骨小转子的腰大肌，加固了腰曲前凸之应力。

17.腰背维由起于髂嵴的竖脊肌组成，上段与背阔肌及下后锯肌交汇，共同组成外维，其内维则由下段胸椎和上段腰椎组成。

18.意思是凡瘀血为患都与肝的功能有关，都影响到肝的功能。

19.是由于头部疼痛的敏感组织，包括第Ⅴ、Ⅸ、Ⅹ颅神经和第1、2、3颈神经分布的头皮及皮下组织、肌肉、颅骨骨膜、颅底的硬脑膜及大小脑幕等，受病变刺激而引起疼痛。

20.是指自觉头昏、沉重感。眩晕是患者自觉失去平衡，有站立不稳或视物转动的症状。头晕和眩晕是指病情的轻重而言，有时患者很难自我区分。

21.颈项肌肉、韧带劳损，特别是项韧带因长时间俯首工作，局部充血而疼痛，是颈椎病的明显症状，尤其是颈椎中、下段损伤，最易出现颈项痛。

22.是颈椎病最常见的症状，轻者自觉肩背不适、麻木、沉重感，重者酸痛。因疼痛可出现头颈活动受限。

23.指从肩关节以下至手指麻木不仁，甚至疼痛。上肢痹痛可在一侧，也可在双上肢同时出现。

24.指第3胸椎至第12胸椎及两肩胛之间的部位疼痛，严重者牵涉全胸，呼吸及转侧也会疼痛。

25. 指胸背以下至骶尾部的疼痛。轻者有酸胀、无力感；重者疼痛不能转动。

26. 指下腰痛牵涉臀、髋外侧疼痛。轻者麻木酸痛，重者痛甚，步行困难。

27. 指自髋关节以下股、小腿、足掌麻木疼痛；轻者麻木不仁，重者疼痛，步行困难，甚至肌肉萎缩。

28. 指下肢痿软，步行艰难，甚至瘫痪。

29. 胸椎侧凸继发肋弓向后上方突起即形成驼背。

30. 患者仰卧，检查者把患肢屈膝踝关节放于健侧髌骨处，然后将膝向下压，直至与床面相接触，此时髂骨上部因下肢外展外旋，受到大腿前侧和内侧肌群牵引而向外分离，若产生疼痛则为"4"字试验阳性，提示骶髂关节病变。

31. 整脊治疗学是韦以宗根据中医历代脊柱伤病的诊疗技术和他近半个世纪的临床经验，在中医脊柱运动力学理论指导下，创立了"理筋、调曲、练功"三大治疗原则，后又运用整体方法论研究，围绕三大治疗原则，提出正脊调曲、针灸推拿、内外用药和功能锻炼四大疗法，以及医患合作、筋骨并重、动静结合、内外兼治、上病下治、下病上治、腰病治腹、腹病治脊八大策略。同时通过科学研究，筛选出安全实用的十大正脊骨法、六大牵引调曲法，以及健脊强身十八式。构建了独具中医特色的脊柱伤病治疗体系。

32. 上病下治是中医整脊学"一圆一说两论"在临床的具体运用。腰椎是脊柱结构力学、运动力学的基础。腰椎椎曲紊乱、侧凸，则可继发胸椎、颈椎的椎曲紊乱、侧弯。因此在临床上，寰枢关节错位要调腰骶角，颈曲变直、反弓的颈椎病要调胸椎和腰椎，胸椎侧凸要调腰椎。

33. 根据脊柱圆运动规律，脊柱骨关节紊乱、侧弯或椎曲改变都维持在一条中轴线上，所以"上梁不正下梁歪"，要调整"下梁"，就必须调整"上梁"。

34. 指脊源性胃肠功能紊乱、脊源性妇科病、脊源性男性性功能衰退等，这些病变源自下段胸椎及上段腰椎骨关节紊乱，导致支配该脏器的脊神经紊乱而产生功能性病变，所以，通过整脊恢复其脊神经功能，这是整脊治疗脊源性疾病的具体措施。

35. 腰椎的稳定，后缘靠腰背的竖脊肌，前缘靠紧贴后腹膜的腰大肌和腹内压，腹内压是稳定腰椎的主要内动力，所以调整腹肌—腹内压是临床治疗腰痛的一个方法。

36. 即"骨孔"，指骨骼部位孔窍。腧穴位于骨空之中，是全身经气出入之所。

37. 正脊骨法传统称为"正骨法"，泛指对错位的骨关节施以手法，使其恢复正常解剖位置。正骨法包括四肢骨关节的复位手法，整脊主要是对脊柱的骨关节错位进行复位，故名"正脊骨法"

38. 指按压脊柱双侧椎板，并叩击枢纽关节，以达到松解脊椎骨关节粘连目的的一种方法。

39. 通过端提寰椎横突，并提转头部，使寰枢关节复位的正脊骨法。

40. 通过医者手掌牵引头部，并向上顶颈椎棘突，以调整颈椎曲度的方法。

41. 旋转并提拉颈椎，以松解颈椎骨关节粘连的方法，又名颈胸枢纽旋转法。

42. 使胸椎后伸，升提胸廓，使胸椎骨关节粘连得到松解复位的方法，又名挺胸端提法。

43. 使胸腰枢纽旋转，以松解胸腰段骨关节粘连，并使移位的椎骨复位的方法，又名胸腰枢旋转法。

44. 使腰椎旋转以松解腰椎骨关节粘连，并使移位的椎骨复位的方法。

45. 对腰骶枢纽关节进行侧位扳压，使腰椎后关节和骶髂关节粘连得到松解，并使之复位的方法。

46. 过伸患侧下肢，按压骶骨或髂骨，使移位的骶骨或髂骨复位的手法。

47. 手牵下肢，推顶骨盆使之向上移位的髂骨复位的方法。

48. 是指通过对脊柱实施纵轴牵引，使移位的脊柱骨关节复位，恢复（或改善）其正常生理中轴力线的方法。

49. 患者仰卧位，利用布兜固定下颌及枕部，通过牵拉头颅圆筒，使其与躯体拮抗来牵引颈椎，以调整颈椎骨关节紊乱的方法，又称"枕颌牵引"。

50. 患者仰卧位，通过脊柱单一地沿纵轴方向对抗牵引，以调整下段腰椎骨关节紊乱的方法。

51. 患者俯卧位，通过脊柱单一地沿纵轴方向对抗牵引，以调整下段腰椎骨关节紊乱的牵引法，因其操作是取俯卧位，又称"俯卧骨盆牵引法"。

52.是指在一维调曲法的基础上,增加单一下肢外展牵引的调曲法,以达到调整腰椎痛侧椎间孔位移的目的,又称"俯卧骨盆加痛肢外展牵引法"。

53.是指患者仰卧在四维整脊治疗仪上,通过牵引、悬吊骨盆和双下肢三个力学关系,以调整腰骶角变小或腰骶关节粘连、移位的牵引法。又称"仰卧下肢悬吊牵引法"。

54.是指患者俯卧于四维整脊治疗仪上,通过双下肢及下腰部过伸悬吊牵引,调整双侧腰大肌和双侧竖脊肌四个力的方向,以达到改善或恢复腰曲目的的方法,又称"俯卧过伸悬吊牵引法"。

55.从体相观察,人体的头颅、胸廓均为椭圆形,骨盆外观结合臀部也呈椭圆形,因此,用物理学观点将头颅、胸廓和骨盆比拟为三个"圆筒",运动力通过圆筒作用于枢纽关节,再到各椎关节,是脊柱运动的公式。此理论公式即为圆筒枢纽学说。

56.患者正坐位,头部微向患侧屈,检查者位于患者后方,用手按住患者头顶部向下施加压力。如患肢发生放射性疼痛,即为阳性。

57.是韦以宗1995年报道诊断寰枢关节错位时提出的,是鉴别头晕、头痛是否为寰枢关节错位所引起的重要试验。检查者先以一手摸到桡动脉(中医切脉部位),再用另一手推头颈往对侧。若桡动脉搏动减弱或消失,即为阳性。

58.嘱患者尽量使颈部侧屈,术者一手放于患者患侧头部，另一手握住其上肢腕部，双手相对用力向反方向牵拉，如感觉上肢有麻木疼痛，则为阳性。

59. 患者仰卧，两腿伸直，分别做直腿抬高动作，然后再被动抬高。正常时，两侧下肢抬高幅度相等且无疼痛。若一侧下肢抬高幅度降低，不能继续抬高，一般为60°以内，同时出现下肢放射性疼痛则该试验为阳性。在上述直腿抬高试验阳性的基础上，将患肢下降5°～10°，在患肢疼痛减轻的情况下，突然将其足背屈，此时由于坐骨神经更为紧张而引起大腿反侧的剧烈疼痛，此为加强试验阳性。

60. 患者俯卧，检查者一手固定患者骨盆，另一手握患肢小腿下端，膝关节伸直或屈曲，将大腿后伸，如出现大腿前方放射样疼痛即为阳性，提示股神经根可能受压。

61. 四种邪气（寒、暑、温、风）维系不离，相互更迭伤人，就会使阳气倾竭。

62. 脊柱的四维结构，八个活动度都是围绕中轴垂线为轴心运动的四维组合，也就是骶椎、腰椎、胸椎和颈椎，任何一组出现偏移、轴心倾斜，则相邻一组必须反向倾斜，如此以维持中轴的平衡，此即是脊柱绕轴心运动的圆运动规律。

63. 急性斜颈：指因突发性颈部一侧肌肉疼痛而致头颈部活动被限制，或屈曲位或后伸位向一侧倾斜，俗称"落枕"或"失枕"。

64. 寰枢关节错位：因枢椎旋转、倾斜，导致与寰椎组成的关节偏移正常位置而引起的症状、体征，称寰枢关节错位。属中医学"头痛""眩晕"范畴。

65. 因头颈姿势不正，颈肌肌力失衡，导致钩椎关节紊乱，引起的颈项疼痛、活动障碍称为钩椎关节紊乱症。

66. 急性颈椎间盘突出症是由于受强力屈、伸或旋转外伤，导致颈椎间盘纤维环撕裂，髓核从椎间隙后缘突（膨）出，压迫或刺激神经根或脊髓，而出现的一系列综合征。

67. 颈椎椎曲紊乱综合征：颈椎间盘因损伤或年龄因素膨出后纤维化，甚至软骨化，或钩椎关节软骨退变、增生或韧带钙化，导致椎曲紊乱，力学结构改变，神经和椎动脉受损，而产生一系列症状、体征，也称颈椎病。

68. 颈椎管狭窄症：由于外伤、劳损等因素，椎体旋转、倾斜，椎曲紊乱，椎间盘突出、退化，椎体和椎间盘突入椎管压迫脊髓，或椎曲紊乱，后纵韧带钙化和黄韧带肥厚，导致椎管管腔狭窄，脊髓受压，引起的症候群。

69. 颈胸枢纽交锁症：因颈胸枢纽部位之颈椎与胸椎相互反向旋转，导致关节突关节交锁、神经根孔变窄，刺激臂丛神经背支，导致其所支配的肌肉痉挛疼痛而得名。

70. 颈肩综合征：由于颈椎骨关节紊乱，颈脊神经受到刺激或卡压，导致所支配的肩胛部肌肉麻木、疼痛，或颈部、肩部、臂肘的肌肉出现酸软、痹痛、乏力感，甚至出现肩关节活动障碍等表现。

71. 颈肘综合征：颈椎骨关节紊乱，刺激颈脊神经，导致所支配的肘部肌肉出现麻痹、疼痛、无力等症状。

72. 颈脊髓空洞症：脊髓空洞症特指脊髓实质内空洞形成，并由水分填充的病理改变。脊髓（主要是灰质）内形成管状空隙及胶质（非神经细胞）增生，导致肌肉萎缩，相应节段支配区痛觉、温觉消失，甚至瘫痪。常好发于颈部脊髓。

73.劳损性胸椎侧凸症：因慢性劳损，导致上段胸椎关节紊乱、侧凸，刺激胸脊神经引起的一系列症状。

74.胸背肌筋膜炎：因劳损或风寒湿邪侵犯，导致胸背筋膜、肌肉损伤、粘连或变性，刺激神经引起疼痛，称胸背肌筋膜炎。

75.胸椎间盘突出症：指胸椎间盘突出，压迫胸脊髓或神经根引起的一系列临床症状或体征。

76.胸椎管狭窄症：因胸椎退行性改变、增生，导致管腔狭窄，压迫脊髓；或骨质疏松，椎曲紊乱，椎管变形，脊髓受压，引起的一系列症状、体征。

77.腰椎后关节错缝症：腰椎后关节因闪挫、扭伤引起的急性腰痛、运动障碍为腰椎后关节错缝，也称急性腰扭伤、腰椎关节突关节紊乱症或急性腰椎关节突关节滑膜嵌顿、关节突关节错缝等。

78.腰椎间盘突出症：是指由于外力作用、劳损或感受风寒湿邪引起腰椎骨关节旋转、倾斜、错位，导致椎间盘突出椎间孔或椎管，刺激脊神经或脊髓；或因骨关节错位、椎间孔移位，导致神经根位移与椎间盘产生卡压，引起腰椎活动障碍、腰痛及下肢放射性疼痛。

79.腰椎弓裂椎体滑脱症：是指由于腰椎椎弓峡部不连，或退化、断裂，使小关节不稳，椎曲紊乱（加大或变小），致椎体向前或向后滑脱，刺激和压迫脊神经、马尾神经等引起腰腿痛等一系列症状。

80. 腰椎管狭窄症：腰椎管因椎曲紊乱、椎间突、椎间盘突入椎管，或椎体位移、软组织增生等原因，导致一个或多个平面管腔狭窄，压迫马尾或神经根而产生腰腿痛、间歇性跛行临床症状者。又称退变性腰椎管狭窄症。

81. 腰骶后关节病：由于腰骶关节突关节（后关节）的创伤或先天性结构异常，又因劳损而导致的下腰痛。

82. 颈腰椎间盘病：是指由于外伤或慢性劳损引起的腰椎骨关节错位、椎曲紊乱，继发颈椎骨关节位移、椎曲紊乱而导致颈、腰椎间盘突出或退变，刺激或压迫颈、腰椎的脊神经或脊髓而产生的一系列症状与体征。

83. 腰大肌损伤综合征：由慢性劳损或扭挫伤导致的腰大肌损伤，引起的腰痛、腰胯痛、腰无力、腰大肌压痛、功能障碍或腰椎侧弯等症状。

84. 臀部皮神经卡压症：皮神经在走行过程中，由于某些原因而受到慢性卡压，引起一系列神经分布区的感觉障碍、自主神经功能障碍，严重者出现运动功能障碍，发生在臀部的称为臀部皮神经卡压症。

85. 骶髂关节错缝症：是指在外力的作用下，骶骨与髂骨的耳状关节面及其周围韧带、肌肉损伤或超出生理活动范围，使耳状关节面产生微小移动而不能自行复位，且引起疼痛和功能障碍，亦称骶髂关节半脱位。

86. 梨状肌损伤综合征：由于各种原因所致臀部梨状肌部位肌肉紧张、痉挛、疼痛或放射性下肢痛者，称梨状肌综合征。

87.耻骨联合分离症：是指在外力作用下，耻骨联合发生微小的错移，而且不能自行复位并有功能障碍者。

88.坐骨结节滑囊炎：是指坐骨结节周围的滑液囊因外伤、劳损等因素所致其囊液聚积，局部肿胀和无菌性炎症反应，而出现以局部疼痛为主的病症。

89.颈性眩晕症：由于颈椎骨关节紊乱、椎曲改变，刺激椎动脉、交感神经及本体感觉，引起的头晕目眩，称之为颈性眩晕。

90.颈性失眠症：由于颈部疾患导致交感神经受到刺激、压迫，引起大脑的兴奋性增高，造成睡眠时间不足或睡眠不深或两者并存，称为颈性失眠。

91.颈性咽喉炎：当颈椎及其周围软组织发生病变时，可对咽喉形成机械性压迫或刺激咽喉部的神经，产生咽喉干痒、疼痛或咽中有异物感，吞之不下、吐之不出等症状。

92.颈性面瘫症：由于面神经在穿出面神经管后，其走行的路线毗邻寰枢椎横突的前缘，故在上段颈椎发生错位和周围软组织损伤时可使面神经受到刺激或挤压，引发支配区域的面部表情肌功能障碍，由寰枢关节偏移导致的周围性面瘫，即称为颈性面瘫症。

93.颈性血压异常症：是指由于颈椎外伤、劳损、感受风寒湿邪、退变等原因，使颈椎间组织失稳或错位，或组织松弛、痉挛、炎症性变等诸因素，直接或间接刺激颈交感神经、椎动脉，引起脑内缺血、血管舒缩功能紊乱而致中枢性血压异常。

94.脊源性类冠心病：是指其发作时有心前区疼痛、胸闷、心悸、气促，甚至发生严重的心律失常等类似冠心病的心脏症状，但它不是由于冠状动脉粥样硬化所造成，而是由于颈、胸椎的增生、关节移位、椎间盘突出或颈、胸椎失稳等改变，或颈胸椎旁软组织损伤所致。

95.脊源性心律失常症：脊柱病变，特别是颈椎、胸椎的退变，引起的心脏活动的频率或节奏发生紊乱，称为脊源性心律失常症。

96.脊源性消化不良症：由于胸椎骨关节紊乱并发上腹饱胀、嗳气反酸、纳差厌食、恶心呕吐等症状，但胃肠镜检查又可排除溃疡糜烂、肿瘤等胃肠的器质性改变，生化检查可排除肝、胆、胰疾病的一类胃肠功能性疾病。

97.脊源性胃脘痛：胸椎关节发生解剖位移，导致支配胃、十二指肠的自主神经功能失调时引起的胃脘痛，称之为脊源性胃脘痛。

98.脊源性大便异常症：由于脊柱病变引起自主神经功能紊乱而导致大便异常。

99.脊源性慢性胆囊炎：因胸椎关节紊乱、自主神经功能异常导致的胆囊慢性炎症病变，引起一系列类似胆囊炎的临床症状。

100.脊源性性功能障碍症：由于脊柱力学平衡失调、功能改变引起的男性阳痿、早泄或妇女性欲减退。

101.脊源性月经不调症：是指由于腰骶椎病损使盆交感

神经丛受刺激，引起子宫的异常出血，表现为月经的周期、经期、经量、经色、经质等发生异常。

102. 脊源性股骨头坏死症：因脊柱侧弯、骨盆倾斜，引起一侧股骨头承载力加重，长期慢性力平衡失调，导致骨滋养血管受损，进一步导致骨质的缺血、变性、坏死，出现股骨头局部血运不良，以致股骨头缺血、骨小梁断裂、股骨头塌陷和坏死的一系列改变。

103. 是指由于脊柱侧弯，脊柱力平衡失调导致髋关节负重加大，髋臼软骨磨损，骨质增生而形成的骨性关节炎。

104. 类风湿关节炎是一种慢性全身性自身免疫性疾病，主要侵及各处关节，呈多发性和对称性的慢性关节炎症，同时机体非关节器官或组织亦可受累。发生于骶髂关节者称骶髂类风湿关节炎。

105. 由于脊椎侧弯，脊柱力平衡失调导致膝关节受力不均，受力较大的部位出现软骨磨损、骨质增生，形成的膝关节骨性关节炎。

106. 由于妊娠、慢性劳损、血供障碍或感染等原因，引起髂骨耳状关节面部分骨质致密，并出现局部疼痛、肌紧张等症状。

107. 是以骶髂关节和脊柱附着点炎症为主要症状的疾病，因致病因素导致脊柱功能丧失，出现强直，故称强直性脊柱炎。

108. 正常人脊柱从冠状面（正面）观，是一中轴直线，当病变时，脊柱可向一方旋转弯曲凸起，当 Cobb 角大于 10°

时，称之为脊柱侧凸症。

109. 在青春发育期，脊椎骨骺受损伤或病变，导致缺血，椎体软骨发育不良，称脊椎骨骺软骨病。

110. 以脊椎各骨骨量减少，骨质有机成分不足和各椎骨骨组织微结构破坏为特征，导致脊椎骨骼脆性增加，椎骨骨质疏松、椎体塌陷，刺激脊髓、神经，引起疼痛和神经等症状。

（韦春德　郑晓斌　应有荣　何康乐）

第五章　问答题答案

1. 从体相观察，人体的头颅、胸廓均为椭圆形，骨盆外观结合臀部也呈椭圆形。因此，韦以宗等用物理学观点，将头颅、胸廓和骨盆比拟为三个"圆筒"。手法等外力通过圆筒作用于枢纽关节，再到各椎关节，这是脊柱运动力学的公式。该理论公式被称为"圆筒枢纽学说"，用来阐明中医整脊手法的力学原理。

2. 椎曲决定了椎间孔的大小和方位，椎曲一旦改变，椎间孔也随之改变。在正常椎曲下，神经根与脊髓越往下一个椎间孔，其夹角越小，一般颈椎至第2胸椎脊神经与脊髓的夹角较大，从冠状面观察趋向平行，越往下夹角越小，腰椎自腰膨大（即胸11～12至腰1～2）往下属马尾神经。神经在离开脊髓后通过神经根管走向椎间孔，其夹角相对小。脊神经与脊髓的夹角决定于所通过的椎间孔位置，而椎间孔的排列又决定于椎曲，因此，椎曲的改变必然影响神经根与脊髓的夹角关系。

3.（1）双下肢悬吊牵引，可充分调动腰背筋膜、竖脊肌、腰大肌、腰小肌、臀肌、阔筋膜张肌，以及起于盆腔、止于下肢的所有肌肉和胸腰韧带，对腰骶枢纽和胸腰枢纽进行调整，进而调整腰椎和胸椎。

（2）颈曲和腰曲的形成是由于人类站立行走后，腰大肌向前的牵引力逐渐使腰椎产生椎间隙前宽后窄而形成椎曲的。因此，悬吊法充分调动腰大肌肌力，可有效地纠正椎曲的异常和侧弯。

（3）有人曾研究牵引双下肢后，作用于椎间盘及前后纵韧带的生物力学测定，结果显示，下肢牵拉过程中对腰椎间盘负压的影响较骨盆牵引有明显加强作用，其负压变化趋势与牵引过程相似。L4～5、L5～S1间盘负压变化明显高于L2～3、L3～4间盘负压变化；后纵韧带张力由原始无张力状态转变为高张力状态，并且明显高于前纵韧带张力。后纵韧带高张力状态是使突出的腰椎间盘回纳的必不可少的条件，可对突出的腰椎间盘产生挤压效应。腰椎间盘内负压对突出的腰椎间盘能够产生回纳作用，两者互相配合，促进突出间盘回纳，后纵韧带张力变化以L4～5、L5～S1明显。

4.颈、腰椎曲在人体站立行走后的20多年生长发育过程中，构成了人体脊柱力学的形态基础，同时也是运动力学的基础，以及脊柱内及相邻组织相互关系的生理基础。近10多年来，不少学者已注意到颈腰椎曲的重要性。韦贵康等曾研究脊柱四个弯曲的结构平衡，观察到此平衡失调可导致病变；在临床中也观察到，恢复椎曲才能使相关症状、体征消失。人类颈曲、腰曲的形成是为适应人类站立行走的功能需要，在出生后1周岁左右至20多岁的生长发育期中，逐步塑形而形成的。其中，腰大肌在站立行走中对腰曲形成起到了决定性的作用。腰曲形成后，脊柱按平行四边形的几何图形数学规则，做围绕中轴线的圆运动而逐步形成颈曲。颈曲、腰曲的出现，导致椎体间椎间盘从胚胎发育至出生后1岁内所依附的中间位置，随颈腰曲形成过程中的运动而向前后蠕动，也即从中间稳定性转变为滑动性。颈曲、腰曲随功能发育，决定了其椎孔及相互组成的椎管、神经根孔的大小及方位；就颈椎而言，也决定了横突孔及所穿越之椎动脉在横突孔之间的相互距离和曲度。脊髓、脊神经及颈椎椎动脉的分布，均受发育过程中形成的颈曲、腰曲的骨形态结构影响，决定其容量及方位。脊柱伸缩、屈仰、侧弯和旋转，均取决于颈腰曲组成的弧度、椎体关节突关节的关节距和关节孔的方位。脊柱为人体的中轴，颈腰曲的形成也决定了躯体与脊柱相关组织的形态结构，以及与脊柱的相互关系。正常发育形成的颈腰曲，是人体行使正常生理功能所必须依赖的形态结构，此结构一旦紊乱，必影响到脊柱运动功能，影响到脊柱所内含之脊髓、脊神经及颈椎椎动脉，以及与脊柱、脊神经相关联的组织的功能。可以说，颈腰曲是脊柱的生理基础、病理基础、伤病诊断的依据及治疗的目标。这是中国整脊学的椎曲论。椎曲论将指导脊柱伤病的诊断和治疗。

　　5. 适应证：颈椎损伤，颈椎病椎曲存在之中青年患者。

　　禁忌证：① 诊断不明确者；②合并严重心脏病、甲状腺功能亢进患者禁用，高血压患者慎用；③颈椎曲度加大或消失者慎用；④寰枕关节慎用旋转法；⑤老年患者及 16 岁以下儿童禁用；⑥牵引下禁用此法；⑦椎间盘突出，压迫硬脊膜囊大于 1/2 者禁用；⑧颈椎手术后或陈旧性骨折脱位禁用；⑨先天性畸形或有骨桥形成者禁用。

6. 脊柱的四个生理弯曲度是由椎体结构前后、大小，以及相互间前后距离（即椎间隙前后距离）所决定的。一旦任何一个椎体出现位移、旋转，其上下关节带动其上下椎体同时出现旋转、位移，如此则相互间的椎间隙距离产生改变。这种改变随着首先位移的椎体力线产生传导线位移。在腰椎，由于关节突关节的侧突关节，旋转成角则发生扭转侧弯——绞链式旋转侧弯，其曲度改变同时发生。

7.（1）侧扳（斜扳）是利用胸腰枢纽和腰骶枢纽的作用力，调整关节突关节的紊乱和椎体倾斜，其作用力主要在下腰段关节突关节。

（2）斜扳过程对腰椎间盘负压无明显影响，但可产生后纵韧带的高张力，此高张力的出现有利于残余突出腰椎间盘的回纳，斜扳时因腰部旋转，后纵韧带张力带作用于椎体后侧方，故更有利于非中心型椎间盘突出的回纳。

8. 兜颈坐罂法见于《永类钤方》，该书成书于公元 1331 年，作者是李仲南。悬吊牵引复位法见于《世医得效方》，该书成书于公元 1337 年，作者是危亦林。攀索叠砖法见于《医宗金鉴·正骨心法要旨》，该书成书于公元 1742 年，作者是吴谦等。

9. 人类新生儿出生 6 个月左右开始坐立，腰椎在原有的前作用力和上半身载荷作用下，出现以第 3 腰椎为中心前凸的

"腰曲"；当1周岁站立行走后，由于腰大肌的牵拉作用，腰曲逐渐加大，同时在前后纵韧带应力作用下，脊柱轮廓为适应平行四边形结构的数学规律，为了维持中轴平衡，逐步出现了颈曲，也即颈曲的出现较腰曲为晚。

10. 劳损致病的特点，多为由轻及重，由表及里，由筋及骨、关节，由气血而及脏腑。劳损致病的另一个特点，在运动系统来说，好发于人体活动较多的部位。

11.（1）筋虚证的临床表现：损伤局部疼痛不甚，缠绵日久，无明显压痛点，筋腱松弛，疼痛遇劳加重，休息则痛减。伴面色淡白或萎黄、头晕目眩、精神萎靡、疲倦乏力、心悸气短、形寒肢冷、自汗、语声低微、呼吸气短，或手足发麻，甚至血虚筋挛、皮肤干燥，或关节僵硬、活动不利，舌淡胖嫩、脉虚沉迟。

（2）筋实证的临床表现：伤筋中期，局部肿胀、疼痛明显，有明显的压痛点，拒按，甚或瘀肿，皮肤温度比健部略高，关节活动受限。全身症状由于损伤部位的不同而表现各异，常见的有发热、腹胀痛拒按、胸闷烦躁，甚则神昏谵语、呼吸气粗、痰涎壅盛、大便秘结、小便不利，舌质苍老、舌苔厚腻，脉实有力等。

12. 骨折后局部瘀血，阻碍了血脉输送气血津液到骨折的局部。因此，要使骨折能再生，不仅要调补气血，还必须首先解除血脉运行的障碍——瘀血，如使血脉渗透到骨折端部位，以输送气血津液，骨髓、骨骼方能再生。

13.（1）从环境、时间和动态辨证：①气候痛的辨证；

②动静痛的辨证；③时间痛的辨证。

（2）从疼痛表现和全身证候辨证：风痛、寒痛、湿痛、热痛、虚痛、实痛。

14.（1）风寒湿痹：肢体麻木不仁，疲乏无力，遇风寒雨湿气候加重，或局部肿胀。舌苔白腻，脉象缓滑。

（2）气血两虚：气血不足，筋脉失养，多见于神经根型颈椎病、腰椎间盘突出症和椎管狭窄症；肢端麻木、乏力或痹证后期，上肢、小腿或趾（指）麻木不仁，肌力下降，肌肉萎缩。面色白或萎黄，舌淡苔薄，脉象细弱。

（3）血瘀证：局部麻木，肌筋板实或皮色瘀斑，局部压痛，多见于肌筋膜粘连等症。四肢麻木要注意对全身进行检查，特别是测量血压、检查心脏。一般中风先兆及心脑血管疾病也可有四肢麻木，临床需要鉴别诊断。

15.患者正坐位，头部微向患侧屈，检查者位于患者后方，用手按住患者头顶部向下施加压力，如患肢发生放射性疼痛，即为阳性。该试验阳性是由于侧弯使椎间孔缩小，挤压头部使椎间孔狭窄加重，故神经根挤压症状更加明显。

16.第一步：患者仰卧，两手置于腹部或身体两侧，以枕部及两足跟为着力点，将腹部及骨盆用力向上挺起，患者立即感觉腰痛及患肢放射痛为阳性。若此时疼痛与其放射部位并不明显，则进行第二步试验。

第二步：患者仍维持挺腹姿势，深吸气后停止呼吸，用力努气直至脸部潮红，30秒左右，患肢有放射性疼痛者为阳性。

第三步：在挺腹姿势下用力咳嗽，有患肢放射性疼痛者为阳性。

以上操作，若出现阳性症状，则停止操作，不需要每次都进行全部步骤。

临床意义：由于上述操作，背伸肌、臀肌强烈收缩，骨盆前倾，呼吸必然暂时停止，促使腹、胸、颅内压同时增高，使椎管压力突然迅速上升，刺激已受压的神经根而发生疼痛。临床多见于腰椎间盘突出症。

17. ①浅感觉：包括痛觉、温度觉和触觉的一部分。②深感觉：包括运动觉、位置觉和振动觉。③实体感觉。

18. ①感觉消失；②感觉减退；③感觉过敏；④感觉分离；⑤感觉过度。

19. ①神经干型感觉障碍；②末梢型感觉障碍；③后根型感觉障碍；④髓内型感觉障碍；⑤半身感觉障碍。

20. ①观察患者的一般外貌、言语、姿势和步态；②判定主动运动的力量和范围；③检查被动运动和肌张力；④检查共济运动；⑤测定神经和肌肉的电活动。

21. 根据椎体X线正位片上椎弓根和椎体侧壁的关系分为5级。

0级：椎弓根对称。

1级：凸侧椎弓根移向中线但未超过第一格，凹侧椎弓根变小。

2级：凸侧椎弓根移至第二格，凹侧椎弓根消失。

3级：凸侧椎弓根移至中央，凹侧椎弓根消失。

4级：凸侧椎弓根超越中线，靠近凹侧。

22.第3、4腰椎间盘突出：累及的肌肉较多，如累及股四头肌等可出现异常电位。

第4、5腰椎间盘突出：主要累及腓骨长肌及胫骨前肌。

第5腰椎、第1骶椎椎间盘突出：主要累及腓肠肌。

23.（1）针刺法。

（2）封闭疗法：①硬脊膜外封闭疗法；②骶管封闭疗法；③局部封闭疗法；④经穴注射疗法。

24.①血管刺血疗法；②孔穴刺血疗法；③局部刺血疗法。

25.（1）淋浴法：即用药水淋浴，或局部淋洗，或全身淋浴。适应证：局部淋洗，适用于创伤早期血肿者，淋洗用活血化瘀药以促消散；晚期全身淋洗可舒筋活络，增强局部血运，有利于骨折愈合和关节功能恢复。如对皮肤病和痈疮淋洗局部，可祛毒排秽，有利于局部血运改善。

（2）浸浴法：以温热药水浸泡全身，使全身发汗，祛散外邪风毒。适应证：用于外感风寒湿邪所致全身筋骨疼痛、发热恶寒的重感冒，且多用于治疗强直性脊柱炎、椎管狭窄等。

（3）熏浴法：又称熏汽浴，取药物水煮的蒸汽，或烧热的矿石加水，使之产生蒸汽，以熏洗全身或局部，至全身冒汗或局部渐红为宜。适应证：关节炎、风湿性关节炎和类风湿关节炎的辅助治疗。

（4）喷浴法：将药物置压力锅内煮取蒸汽，通过喷浴器，将蒸汽喷射到病体部位。适应证：脊柱关节退化性疾病、筋骨痛、中风偏瘫、风湿性关节炎、类风湿关节炎、强直性脊柱炎。

（5）足浴法：又称泡足法，取热药水泡双足或单足，并逐步加量，以泡至膝部、全身出汗为佳，或配合足底按摩仪器一起泡足。适应证：骨关节疾病，如髋、膝、踝关节和足跟骨性、创伤性关节炎，风湿、类风湿关节炎，股骨头坏死、腰腿痛，对高血压、糖尿病也有一定效果。

26. 操作方法：患者骑坐在整脊椅上，面向前，双手交叉抱后枕部，略向前屈至以第 12 胸椎和第 1 腰椎为顶点。以右侧为例，助手固定患者左髋，医者立于患者右侧后方，右手经过患者右臂前至颈胸背部（大椎以下），左手固定于胸腰枢纽关节左侧，右手旋转患者胸腰部，待患者放松后，双手相对同时瞬间用力，即右手向右旋转的同时左手向右推，可听到局部"咔哒"声。左手操作与右侧相反。

适应证：①胸椎小关节紊乱；②腰椎滑脱症；③腰椎间盘突出症；④腰椎管狭窄症；⑤脊柱侧弯症；⑥脊源性月经紊乱症；⑦脊源性下肢骨性关节炎；⑧脊源性胃肠功能紊乱症。

27. 适应证：①胸、腰、骨盆损伤；②腰骶关节移位，第 4、5 腰椎椎体旋转位移者；③青年人腰椎间盘突出症；④腰椎后关节错缝；⑤腰骶关节病。

禁忌证：①诊断不明确，未具备 X 线片诊断存在骨关节力学改变者；②腰椎间盘突出症急性期牵引后疼痛加重者；③合并严重高血压、心脏病、哮喘及甲状腺功能亢进者；④孕妇及严重骨质疏松患者；⑤腰椎手术后患者；⑥脊柱骨结核；

⑦脊柱骨髓炎；⑧脊柱骨肿瘤。

28. 操作方法：患者俯卧于四维整脊治疗仪上，将上端牵引带束于胸下部，下端牵引带束于髂骨上。然后根据病情、体重等来调整重量，进行纵轴牵引。牵引时间为 30～40 分钟，牵引重量为 20～40kg，每日 1～2 次。

适应证：①胸、腰、骨盆损伤；②腰椎间盘突出症；③腰椎管狭窄症；④腰椎滑脱症；⑤脊柱侧弯症；⑥腰骶关节病；⑦脊源性月经紊乱；⑧脊源性下肢骨性关节炎；⑨强直性脊柱炎脊柱畸形。

29. 操作方法：患者俯卧于四维整脊治疗仪上，按照一维调曲法固定好上、下两端牵引带，然后用单下肢牵引带束于有症状的下肢，并使其外展 30°。先按照一维调曲法调整好重量，牵引重量为 20～40kg，再调整痛肢牵引重量至 6～8kg，儿童患者牵引重量酌减。调整好牵引重量后，根据患者腰椎曲度异常情况，进行加压调曲治疗。牵引时间为 30～40 分钟，每日 1 次。

适应证：①腰椎间盘突出症伴有单侧下肢麻木或疼痛者；②腰椎滑脱症伴有单侧下肢麻木或疼痛者；③腰椎管狭窄症伴有单侧下肢麻木或疼痛者；④脊柱侧弯症骨盆倾斜者。

30.（1）双下肢悬吊牵引，可充分调动腰背筋膜、竖脊肌、腰大肌、腰小肌、臀肌、阔筋膜张肌，以及起于骨盆、止于下肢的所有肌肉和胸腰韧带，可对腰骶枢纽和胸腰枢纽进行调整，进而调整腰椎和胸椎。

（2）腰曲的形成是由于人类站立行走后，腰大肌向前的牵引力逐渐使腰椎产生椎间隙前宽后窄而形成的，因此，悬吊法充分调动腰大肌肌力，可有效纠正椎曲的异常和侧弯。

（3）下肢牵拉过程中对腰椎间盘负压值的影响较骨盆牵引有明显加强作用，其负压值变化趋渐与牵引过程相似。在牵引过程中，后纵韧带张力由原始的无张力状态转变为高张力状态，并且明显高于前纵韧带张力。后纵韧带高张力状态是突出腰椎间盘回纳的必不可少的条件，因为后纵韧带高张力状态对突出腰椎间盘可产生挤压效应；腰椎间盘内负压对突出腰椎间盘可产生回纳作用。两者相互配合，共同促进突出椎间盘回纳。

31. 颈椎中立轴位依靠两侧斜方肌、胸锁乳突肌和斜角肌等维持平衡，抱头侧颈式可锻炼这两组肌肉的肌力，使受损者得到恢复，受累者不致损伤，以维持或恢复正常颈椎力学平衡。

32. 广义上看，颈椎病是指由于劳损引起维系颈椎平衡的肌力失衡，或颈椎间盘突出、退变，导致颈椎骨关节结构紊乱，损害到从颈椎椎间孔发出的颈神经、臂丛神经、相邻的交感神经和穿越颈椎横突孔的椎动脉，甚至压迫椎管内的颈髓，引起一系列症状、体征的统称。

33. 急性斜颈指的是因突发性颈部一侧肌肉疼痛而致头颈部活动被限制，或屈曲位、或后伸位向一侧倾斜，俗称"落枕"或"失枕"，好发于青少年。

34. ①正脊骨法：急性期一般不适合用正脊骨法。急性期缓解后可选择牵颈折顶法，以纠正颈椎骨关节移位、序列的紊乱。②牵引调曲法：急性期缓解后（一般 3 天），可行仰卧位布兜牵引法，重量为 3 ～ 6kg，每次 30 分钟，每日 1 次。

35.因枢椎旋转、倾斜，导致与寰椎组成的关节偏移正常位置而引起的症状、体征，称为寰枢关节错位，属中医学"头痛、眩晕"范畴。

36.先采用理筋疗法后，再行寰枢端转法，纠正寰椎位移；行颈椎旋提手法，纠正颈椎旋转倾斜；行胸椎过伸提胸法，纠正胸椎侧凸。

37.急性颈椎间盘突出症是指由于受强力屈、伸或旋转外伤，导致颈椎间盘纤维环撕裂，髓核从椎间隙后缘突出，压迫或刺激神经根或脊髓，而出现的一系列综合征。

38.因颈胸枢纽部位之颈椎与胸椎相互反向旋转，导致关节突关节交锁，神经根孔变窄，刺激臂丛神经背支，引起其所支配的肌肉痉挛疼痛而命名。

39.因劳损或风寒湿邪侵犯，导致胸背筋膜、肌肉损伤、粘连或变性，刺激神经，引起疼痛，称为胸背部筋膜炎，属中医学"背部筋伤""痹症"范畴。

40.①药敷法，将活血化瘀药物或温经通络药物打成粉，加酒、醋拌均匀，加热后用纱布包裹热敷；②针刺法，选用阿是穴、肺俞穴、天宗等穴位进行针刺；③推拿法；④拔罐法；⑤小针刀松解法。

41.胸椎的主要生理功能是侧屈，因此关节退化或椎曲改变容易造成管腔狭窄。胸椎管狭窄主要发生在中下胸段，常累及多个节段，以 4 ～ 6 个节段居多，病理改变主要包括椎板增厚、关节突肥大和黄韧带增厚或骨化等。

42.①气滞血瘀型：多见于发病初期，腰部因跌打损伤，以致气滞血瘀，经脉不通，而产生腰痛，令人不能转侧。疼痛多为部位固定的压痛，脉涩。②湿热瘀滞型：多见于青壮年，腰痛、腿痛难忍，咳嗽加剧，腹胀不适，大便秘结，小便黄，舌苔黄腻，脉滑。③风寒湿痹：反复发作，多为风寒侵袭而致腰痛。局部肌肉紧张，加大了对腰椎间盘的挤压力。风湿腰痛之疼痛上下不定，左右无常；寒性腰痛可表现为畏寒喜热，四肢麻痹，遇风寒加重，苔白滑，脉弦细。④肝肾亏虚型：多见于老年人或慢性患者；或椎间盘术后，脏腑功能失调，肝肾亏虚，筋脉失养。患者四肢酸软无力，腰痛无力，久坐、久站后疼痛症状加重，下肢麻木不仁，舌质淡红，舌苔薄白，脉沉细无力。

43.临床上根据病情轻重进行对症处理。

（1）急性期治疗：①骶管封闭疗法。适用于腰5、骶1椎间盘突出症。如腰3、4或腰4、5椎间盘突出、椎管型突出，可选用硬脊膜外封闭疗法。②刺血拔罐疗法。腰僵严重者，可选用腰部双侧腰肌刺血拔罐。③药熨：对腰部和痛肢进行膏摩药熨。④骨空针法。选用胸12～腰5的华佗夹脊穴，加上髎、中髎，下肢选秩边、委中、承山、光明等穴位。⑤辨证内服中药。急性期多为湿热瘀滞型，可选用经验二妙汤。如大便秘结，可加大黄6g，厚朴10g，芒硝10g。

（2）缓解期治疗：以理筋、调曲、练功为治疗原则，辨证施法。

理筋：①药熨膏摩法。每天对腰背部进行药熨膏摩。②骨空针刺法。同急性期选用穴位。③推拿按摩法。对腰背肌施以推拿理筋手法。

正脊调曲法：①牵引调曲法。青壮年在第 1 周内先行一维调曲法，第 2 周后改用四维牵引法。中老年人第 1 周选用二维调曲法，疼痛缓解后改用四维调曲法。②正脊骨法。可行腰椎旋转复位法或斜板法。

练功：用跨步法和腰背过伸练功法，每天 2 次。

辨证内服中药：气滞血瘀型选用当归拈痛汤，湿热瘀滞型选用经验二妙汤，风寒湿痹型选用独活寄生汤，肝肾亏虚型选用右归饮，随症加减。

44.腰椎滑脱症是指由于腰椎椎弓峡部不连，或退化、断裂，使小关节不稳，椎曲紊乱（加大或加小），导致椎体向前或向后滑脱，刺激和压迫脊神经、马尾神经等，引起腰腿痛等一系列症状。

45.①外伤：因腰部扭挫伤，后关节错缝，导致椎弓峡部创伤性充血、瘀血而致缺血、坏死、脱钙、退变，造成峡部隐裂。②慢性劳损：特别是长时间久坐或妇女妊娠期椎曲增大，由于载重的压应力造成椎弓峡部长期充血而退变。③先天性骨化中心发育不全。椎弓峡部未骨化，是纤维性连接，成年后因腰椎的椎曲向前压应力而逐步崩解。

46.腰椎管因椎曲紊乱、椎间突、椎间盘突入椎管、椎体移位、软组织增生等原因导致一个或多个平面管腔狭窄，压迫马尾或神经根而产生腰腿痛、间歇性跛行等临床症状者，称退变性腰椎管狭窄症。多见于中、老年人。

47.①风寒痹阻证：腰腿酸胀重着，遇冷加重，时轻时重，拘急不舒，得热痛缓。舌质淡，舌苔白腻，脉沉紧，可用三痹汤加减。②气虚血瘀证：面色少华，神疲乏力，腰痛不耐久坐，疼痛缠绵，下肢麻木，舌质瘀紫，苔薄，脉涩，可用补阳还五汤加减。③肝肾亏虚证：腰腿酸痛，腰膝无力，遇劳加重，休息减轻，形羸弱，气短，精神倦怠，肌肉瘦削，舌淡，苔薄白，脉沉细，可用健步虎潜丸加减。

48.①正脊骨法：对于关节不稳定型，可行旋转复位或斜扳法，但对假性滑脱型则不宜。②牵引调曲法：可用于俯卧骨盆牵引法或三维调曲法，主要调整椎曲和腰骶角。

49.①正脊骨法：可行腰椎旋转复位或腰骶侧扳法。②牵引调曲法：腰椎曲度变直并侧弯者可行四维调曲法治疗，每日1～2次，2周为1个疗程。

50.骶髂关节错缝症是指在外力作用下，骶骨与髂骨的耳状关节面及其周围韧带、肌肉损伤或超出生理活动范围，使耳状关节面产生微小移动而不能自行复位，引起疼痛和功能障碍者，亦称为骶髂关节半脱位。

51.臀胯部疼痛、麻痹或牵涉外侧疼痛、麻痹。一些患者自行捶打、按摩或热敷后症状减轻，遇劳后或气候变化加重，但关节活动基本正常。疼痛难忍，一般不影响步行，但严重者也有跛行，痛侧步态灵活欠佳，多见于中年妇女。

52.髋关节过度内外旋或外展、肩负重物，或久站、久蹲、感受风寒之邪，均可损伤梨状肌，使该肌肌膜破裂或有部分肌束断裂，梨状肌出血、炎性水肿，呈保护性痉挛状态。常可压迫刺激坐骨神经，引起臀后部及大腿后外侧疼痛、麻痹。由于梨状肌的变性，后期可形成一硬性条状肿块，压之疼痛，久之也可引起臀大肌、臀中肌萎缩。

53. 颈性眩晕一般伴有颈部症状（颈部疼痛、活动受限等）与阳性体征，而且眩晕与颈部转动有关，表现为旋转感、倾斜感等，发作时间多为数秒或数分，或2～3周缓解。而梅尼埃病则为突然发作，持续时间3～5天，间歇期无症状，发作常与刺激因素有关，如光线、声音等，全身活动时加重，严重时伴有面色苍白、大汗、呕吐等迷走神经症状，但无颈部症状及阳性体征。

54. 纠正脊柱侧弯，减轻患髋受力，以理筋、整脊、针刺为主，辅以中药调理和功能锻炼。

55. 颈性血压异常的病因与颈部损伤有关，比如外伤、受寒、劳损等，但原发性高血压原因未明，常与遗传有关；颈性血压异常一般有颈部疼痛或酸胀等症状和阳性体征，原发性高血压无上述症状，用降压药物常有一定效果。

56. 骶髂部持续性疼痛，多为一侧性，咳嗽或腹压加大时疼痛症状加重，有的可向臀下部或大腿后侧放射，劳累时加重，休息减轻，尤以步行、站立及负重后加重，本病好发于20～35岁的女性，多见于妊娠后期或产后，无明显外伤史。体征：骶棘肌紧张，骶髂部局部有压痛，骨盆挤压和分离试验均为阴性，"4"字试验阳性。骨盆X光片提示：骶髂关节面清晰，但髂骨面骨质密度增高。

57.①痛痹证：骶髂关节疼痛剧烈，遇寒加重，疼痛游走不定，苔薄白，脉弦紧。治以散寒止痛、祛风通络，药用用乌头汤或麻桂温经汤。②着痹证：骶髂部重滞，肿胀，疼痛固定，手足沉重，肌肤麻木，舌苔白腻，脉濡缓。治以除湿消肿、祛风散寒，药用薏苡仁汤。③热痹证：骶髂疼痛，局部灼热红肿，痛不可触，得冷则舒，疼痛可游走，涉及多个关节，苔黄燥，脉滑数。治以清热通络、疏风胜湿，药用白虎汤加减。

58.理筋、调曲、练功。本病应早发现，早期治疗。脊柱侧凸症早期发生腰椎侧凸，胸椎的侧凸是继发，当发现青少年高低肩时一般已经发生胸椎侧凸，因此腰椎侧凸一旦出现应立即治疗，可控制胸椎侧凸加重。方法是以调整肌力平衡为主，配合四维调曲法。

59.发生骨质疏松部位的骨骼可能有自发性骨痛或骨压痛。老年性胸腰段疼痛可因骨质疏松引起，大多数伴有骨质增生或增生性关节炎。严重骨质疏松可导致病理性骨折或压缩骨折，特别是负重、活动度比较大的部位，如脊柱的第11胸椎到第2腰椎之间，严重者伴有驼背畸形。

60.一般需要首先通过活检明确诊断。原发性脊柱肿瘤的治疗原则与肢体肿瘤相同。对于脊柱转移瘤的治疗主要有三种方法：化疗、放疗和手术。

61.①症状：有外伤史（从高处跌落或车祸等），伤后见腰背疼痛、腰部活动功能受限。②体征：局部有血肿，触压时疼痛加剧，严重者伴有后凸畸形、小便潴留，下肢感觉障碍时要考虑脊髓损伤的可能。③辅助检查：X线、CT或MRI可见骨折征象。

62.骨折脱位在复位固定后，应鼓励患者早期进行四肢及躯干肌群的康复锻炼，及早下地行走，避免长期卧床导致褥疮、肺部感染、泌尿系感染、肌肉萎缩、骨质疏松等并发症。病情稳定后，即可开始练功。

（邓强　黄俊卿　杨彬　张继伟　张彦军　郭挺）